# 图解 经络穴位养生大全



朱天荣 编

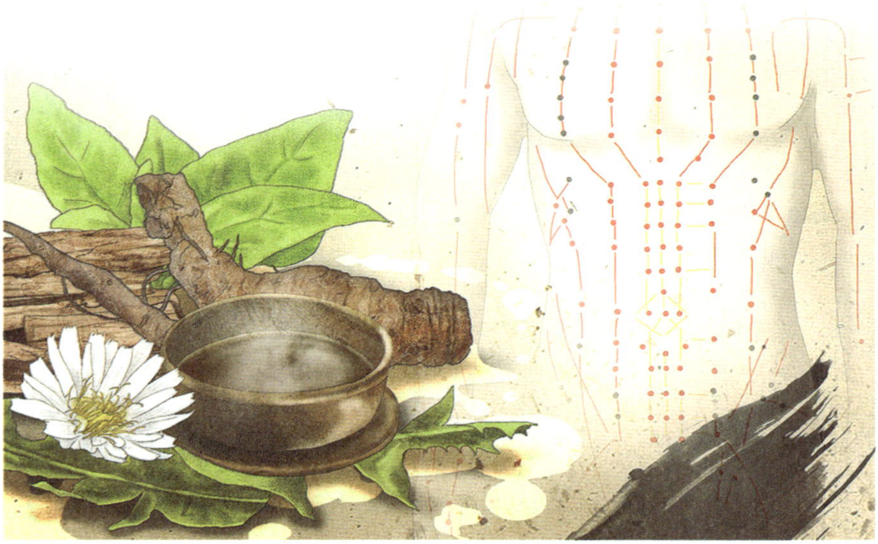

電子工業出版社
Publishing House of Electronics Industry
北京 · BEIJING

**图书在版编目（CIP）数据**

图解经络穴位养生大全 / 朱天荣编著 . -- 北京 :
电子工业出版社， 2025. 3. -- ISBN 978-7-121-49791-9

Ⅰ . R224-64

中国国家版本馆 CIP 数据核字第 2025YH5093 号

责任编辑：王小聪
印　　刷：天津画中画印刷有限公司
装　　订：天津画中画印刷有限公司
出版发行：电子工业出版社
北京市海淀区万寿路 173 信箱　　邮编：100036
开　　本：720×1000　1/16　印张：10　字数：191 千字
版　　次：2025 年 3 月第 1 版
印　　次：2025 年 3 月第 1 次印刷
定　　价：49.80 元

凡所购买电子工业出版社图书有缺损问题，请向购买书店调换。若书店售缺，请与本社发行部联系，联系及邮购电话：(010) 88254888，88258888。

质量投诉请发邮件至 zlts@phei.com.cn，盗版侵权举报请发邮件至 dbqq@phei.com.cn。

本书咨询联系方式：(010) 68161512，meidipub@phei.com.cn。

# 目录 Contents

## 第一章 经络养生初体验

## 第二章 护佑生命安康的14条经络全解析

第三章

# 特效经络与穴位为五脏安康护航



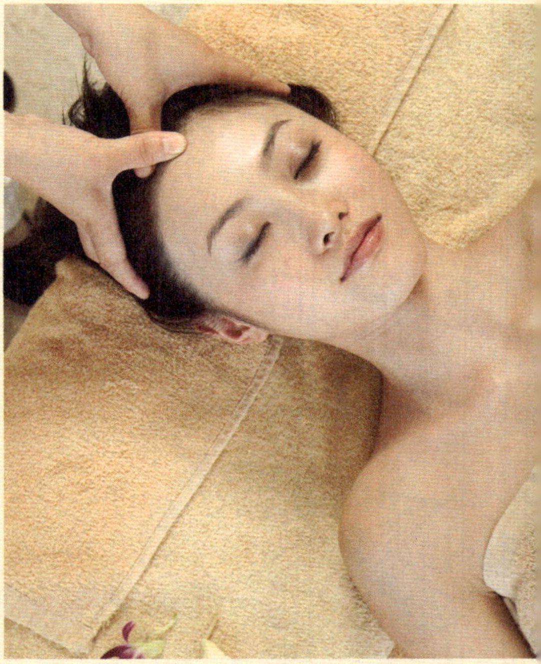

第四章

## 做养生保健操，疏通全身经络



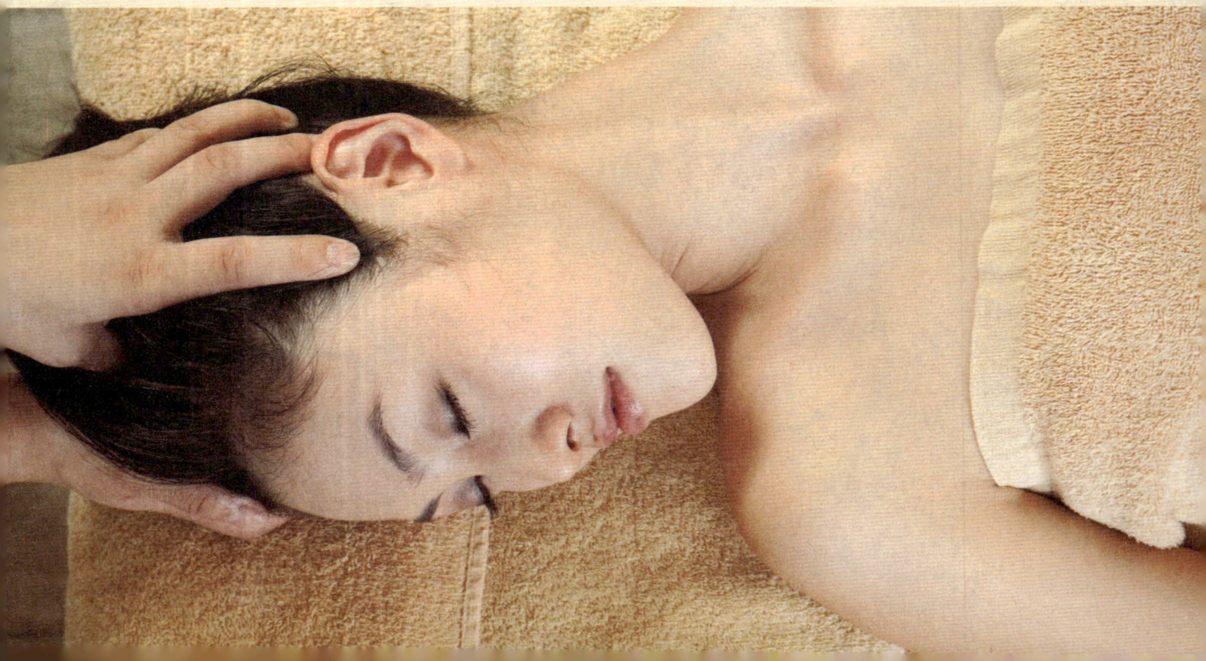

第一章

# 经络养生初体验

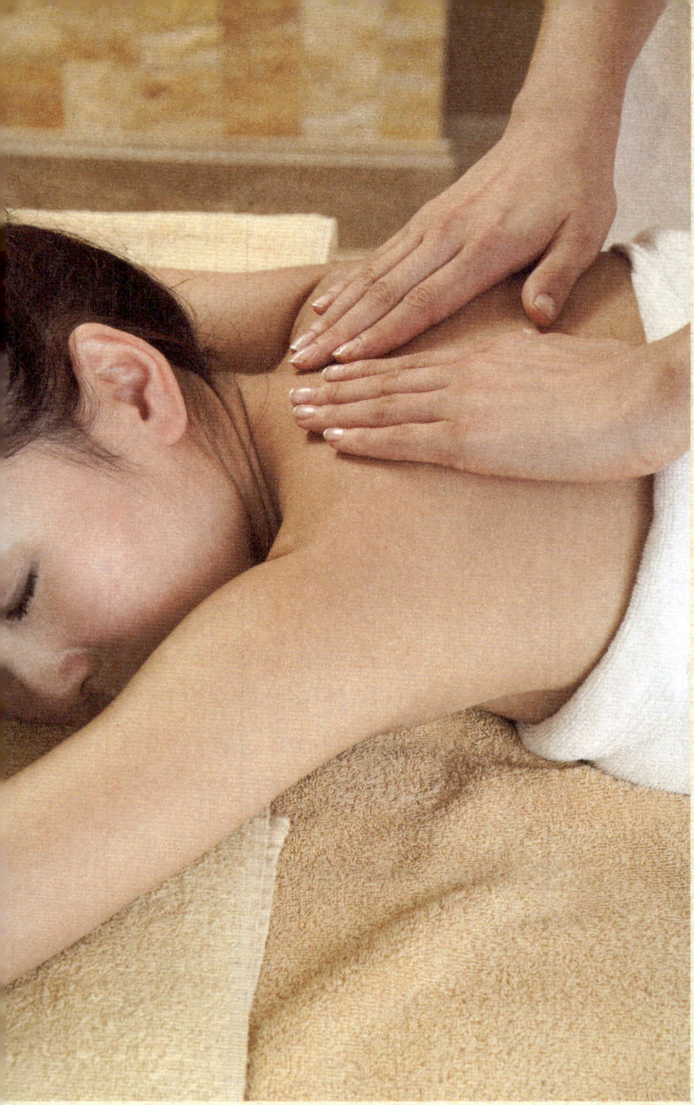

经络学是中医学的重要组成部分，而中医作为医学界的瑰宝，它的神奇令全世界刮目相看。

认识经络，了解穴位按摩，是利用经络和穴位强身健体、防病祛病的前提。

# 经络养生的历史

经络，是人体运行全身气血、联络脏腑肢节、沟通上下内外的“大街小巷”。

## 经络养生的由来

提到经络养生，就不得不说一说《黄帝内经》。《黄帝内经》提出，经络是人生下来、活下去、生病、治病的关键，也就是说经络可以“决死生，治百病”。

经络内属于脏腑，外络于肢节，沟通脏腑与体表，将人体的组织、器官联系成一个有机的整体，并借以行气血、营阴阳，使人体各部分的功能活动得以保持协调和相对的平衡。这是对经络的地位和功能的经典概括。《黄帝内经》提到：“形数惊恐，经络不通，病生于不仁，治之以按摩醪药。”意思是，如果经络不通，人体的某些部位就会有反应，而通过按摩、服用药酒等方法则可以疏通经络、活化气血，从而治疗疾病。这应该是关于经络养生的最早记载。可以说，《黄帝内经》是一部流传千古的养生宝典，告诉了人们防病、保健的秘诀。

## 中医整体观的传承

《黄帝内经》认为万事万物都是相互联系的整体。这一观点对后世医家影响深远，故中医在治病疗疾时往往把人体看作一个有机的整体，而不是单纯地“头痛医头，脚痛医脚”。

中医的这种整体观是从全局考虑问题的观念。这种观念主要包括两方面含义。一方面，人体就是一个有机的整体。中医认为，人体的心、肝、脾、肺、肾五脏各自的功能活动及其与外部组织的联系构成了机体内以五脏为主体的五个功能活动系统，即心系统、肝系统、脾系统、肺系统、肾系统，而这五个系统之间通过五行的生克制化关系，维持着机体的相对稳定状态，从而构成了生命活动的整体。此外，人体还有六腑，如果把五脏比作人体的小朝廷，那么六腑就是隶属于这个小朝廷的下属机构或地方机关。另一方面，人与自然是统一的整体，即人由大自然孕育而出，应遵循自然规则行事。如果破坏了人与自然的统一，扰乱了人体五脏之气的协调，就会导致疾病的发生。

《黄帝内经》中有许多经络养生法，故而其中亦体现了中医的整体观。

中医认为，每个脏腑都连接着一条经络，而经络作为人体的一个通道，能通内达外，在人体功能失调的时候，它又是疾病传变的途径。所以，体表感受到的病邪和刺激，就会通过经络传达于脏腑。如果人体某个脏器的生理功能失调了，那么相应的经络也会有所反应。

## 经穴的医疗保健价值

在经络循行路线上或在经气聚集的某些穴位上，如果出现明显的压痛、凸起、凹陷、痘疹、结节等变化，就说明经络在这里堵塞了，人体健康出现了问题。这样看来，当人体出现不适时，经络就会发出预警。此时，循经敲打或按摩经络上的穴位能改善这些不适，缓解病症。

如果我们掌握了经络的循行分布特点，并充分利用经络和穴位对生理、病理、诊断、治疗等方面的作用来进行自我保健、预防和治疗疾病，就等于有了随身的医疗队。而只有了解了人体的经络循行，才能充分利用经络的调理作用，有针对性地治疗疾病。

## 经络养生的进步史

对于经络养生，历代名医都有自己的研究成果。根据记载，名医俞跗观察测度到经络感传现象，即经络传感的路线，并记录下了经络的走向，经后人不断补充完善，就形成了现代中医学中的经络体系。张仲景在《黄帝内经》的基础上发展了经络学说。对于疾病治疗，张仲景主张根据疾病所属的不同经络采用不同的治疗方法。据史料记载，我国古代很多名医都曾使用针灸的方法治疗疾病，比如华佗在给曹操治疗头痛病时用毫针刺太阳、百会等穴位。李时珍著有《奇经八脉考》一书，书里的内容主要是对古代人体奇经八脉文献的汇集、考证。

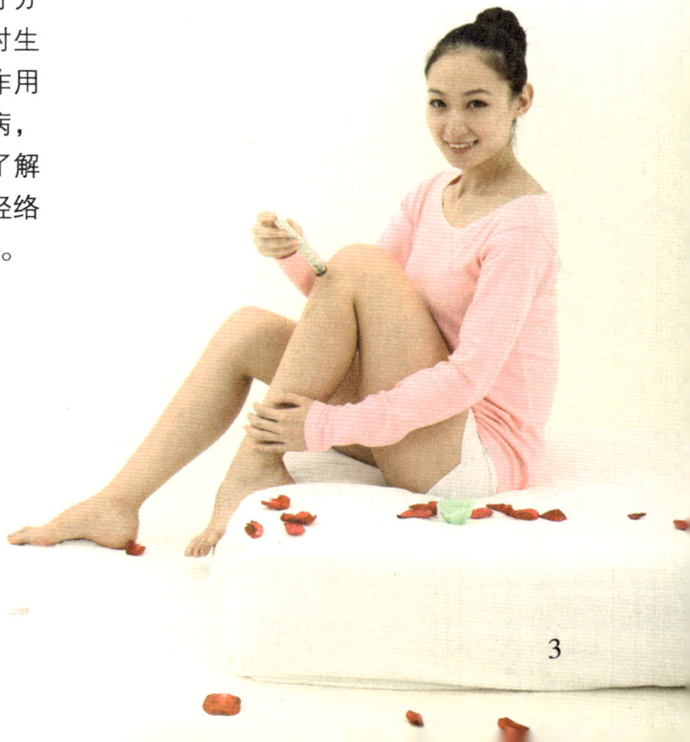

● 艾灸与经络疗法也有着相辅相成的关系。

# 认识人体经络

经络是人体经脉和络脉的总称。经，有路径之意，经脉贯通上下，沟通内外，是经络系统的主干。络，有网络之意，络脉是经脉的分支，比经脉细小。经络纵横交错，遍布全身。

经络沟通脏腑与体表，在内连属于脏腑，在外则连属于筋肉、皮肤、肢节，将人体的脏腑、组织、器官连接成一个有机的整体，从而使人体的各部分功能活动保持相对的协调平衡状态。

## 经络的分门别类

### 十二经脉

十二经脉指十二脏腑所属的经脉，是经络系统的主体。

在每个人的身体上，从胸部走向手指末端的有手太阴肺经、手厥阴心包经、手少阴心经三大经脉，从手指末端走向头部的有手阳明大肠经、手少阳三焦经、手太阳小肠经，从头部走向足部的有足阳明胃经、足少阳胆经、足太阳膀胱经，从足部走向胸腹部的有足太阴脾经、足厥阴肝经、足少阴肾经。

十二经脉相互联系，相互沟通，彼此衔接，围绕人体周流不断，并且其循行流注方向固定。

### 十二经别

十二经别是十二经脉在人体头、胸、腹部的支脉，遍及人体各个部分，它们沟通脏腑，连接脏腑内外，加强了十二经脉同头面、心的联系，扩大了十二经脉的联系范围。

### 奇经八脉

奇经八脉是别道奇行的经脉，包括督脉、任脉、冲脉、带脉、阴维脉、阳维脉、阴跷脉、阳跷脉，共八条。这八条经脉与脑、髓、骨、胆、子宫等有密切联系，能够沟通十二经脉之间的联系，将部位相近、功能相似的经脉连接起来，起到统摄经脉气血、协调阴阳的作用。

### 络脉

络脉是人体内经脉的分支，包括别络、浮络、孙络三类。别络是较大的分支，十二经脉和任、督二脉各自别出一络，加上脾之大络，共计十五条，故又被称为十五络脉。十五络脉具有沟通表里经脉之间的联系，统率浮络、孙络，灌渗气血以濡养全身，补充十二经脉循行不足的作用。浮络是络脉中浮行于浅表部位的分支，孙络则是络脉中最细小的分支，此二者没有固定的循行路线和主治病候。

### 十二皮部和十二经筋

十二皮部是以十二经脉在体表的分布范围，即十二经脉在皮肤上的分属部分而划分的，它反映的是经脉气血在皮肤的分布。十二经筋是十二经脉之气濡养筋肉骨节的体系，其主要作用是使关节活动。

## 经络的主要功能

### 联络沟通与传导

体表感受到的病邪和各种刺激可被传导至脏腑。脏腑的生理功能失常，亦可反映于体表。这些都是经络联络沟通作用的具体表现。

### 运行气血，营养全身

气血是人体生命活动的物质基础，全身各组织、器官只有得到气血的温养和濡润才能完成正常的生理功能。经络是人体气血运行的通道，能将营养物质输布到全身各组织、器官，使脏腑得以补充营养，筋骨得以濡润，关节得以通利。

### 抗御外邪，保卫机体

营气行于脉中，卫气行于脉外。经络“行气血”而使营卫之气密布周身：在内，和调于五脏，洒陈于六腑；在外，抗病邪，防内侵。卫气充实于络脉，络脉散布于全身而密布于皮表，当外邪侵犯机体时，卫气首当其冲，发挥抗御外邪、保卫机体的屏障作用。

## 经络养生的基本原理

经络养生的基础包括中医理论和西医理论两方面。中医认为，养生的重要原则就是天人相应，而天人相应是靠经络实现的。自然界的许多变化都是先影响经络，进而影响机体的。经络依靠体内的经气维持机体与自然界无形之气之间的某种平衡，这种平衡由经络上的穴位来决定。

现代医学一直想利用科技的手段找到经络的实质，但是迄今为止仍然没有取得突破性进展。目前，四大主流学派对此提出了各自的学术主张：神经生理学派——神经传导学说，生理生化学派——体液循环学说，生物物理学派——生物场学说，整体间隙学派——结缔组织结构学说。无论哪个学派，都一致认为经络养生是科学的。因为经多方研究发现，穴位在经多种方法刺激后，不但可以促进血流通畅，而且可以提高机体的免疫功能。

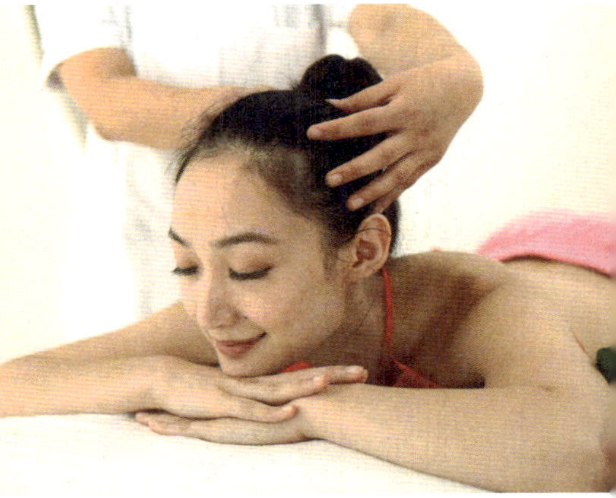
适当进行经络按摩，不但能起到保健作用，还能祛除病邪。

# 认识全身的奇妙穴位

## 穴位的分类

### 十四经穴

十四经穴是指归属于十二正经和任、督二脉循行路线上的穴位，有固定的名称、固定的位置和归经，具有主治本经病症的作用，是穴位的主要部分。国际上承认的人体经穴有362个。

### 奇穴

奇穴也称“经外奇穴”，是指十四经穴之外具有固定的名称、位置和主治作用的穴位，与经络有密切联系。

### 阿是穴

阿是穴又称“压痛穴”，这类腧穴既无固定的名称，也无固定的位置，更没有固定的主治病症，只是将疼痛部位或与病痛有关的压痛点、敏感点作为穴位。“阿是”因医生按压某一部位时病人发出“啊”声而得名。

## 穴位的作用

### 治疗近部疾病

按摩穴位能够治疗穴位所在部位的疾病。例如，按摩后顶可以治疗颈部肌肉痉挛；按摩睛明可以治疗眼部疾病；按摩天突可以治疗咳嗽、咽喉肿痛、呃逆（俗称“打嗝”）等。

### 治疗远部疾病

按摩穴位能够治疗本经经脉所循行路线上远部部位的疾病。例如，百会不仅能用于治疗头部疾病，还能用于治疗子宫脱垂、痔疮、脱肛、痢疾等；合谷不仅能用于治疗手部疾病，还能用于治疗头部、颈部疾病；迎香不仅能用于治疗鼻塞、鼻窦炎等鼻部疾病，还能用于治疗胆道蛔虫病。

### 特殊治疗作用

按摩某些穴位对机体的不同状态具有双向调节作用，如按压气海、滑肉门、天枢、腹结等穴，既能治疗腹泻，又能治疗便秘。另外，有些穴位是治疗某种疾病的特效穴位，如曲池是用于治疗皮肤病的重要穴位，按摩人迎有显著的降压效果。

### 整体治疗作用

针灸或按摩某些穴位，可对某方面的病症起到整体性的调治作用，还能调治全身疾病。例如，心动过速者，针灸或按摩其内关可降低心率；心动过缓者，针灸或按摩其内关可提高心率；针灸或按摩足三里、关元、膏肓可增强人体免疫力。

# 一学就会的取穴方法

## 取穴的方法

### 根据人体体表标志取穴

有些穴位是根据人体上的部位而定的，因此可以通过直接寻找人体体表标志来取穴。

例如，印堂在两眉中间；鱼腰在额部，眼睛正上方，眉毛中线处；膻中在两乳中间。

### 根据手指尺寸定位取穴

以被按摩者本人的手指为标准度量取穴的方法被称为同身寸取穴。同身寸包括拇指同身寸、中指同身寸、目横寸和横指同身寸。其中，横指同身寸又分为三指横寸和四指横寸。

◎**拇指同身寸。**被按摩者的拇指中节的宽度为1寸，适用于四肢部取穴（图①）。

◎**中指同身寸。**被按摩者中指中节两侧横纹的距离为1寸（图②）。

◎**目横寸。**被按摩者的目内眦角至目外眦角的距离为1寸。

◎**三指横寸。**被按摩者的食指、中指、无名指并起来，其中间宽度为2寸（图③）。

◎**四指横寸。**被按摩者的食指、中指、无名指、小指并起来，其中间宽度为3寸（图④）。

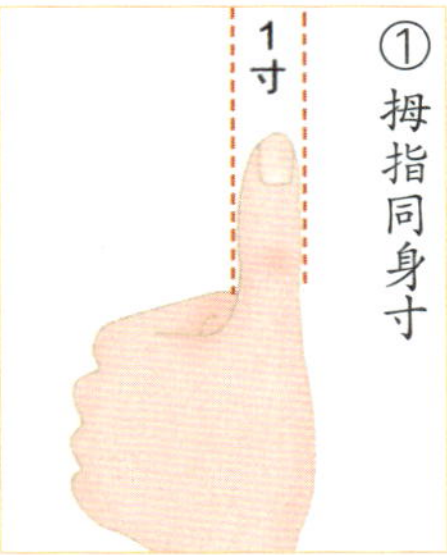


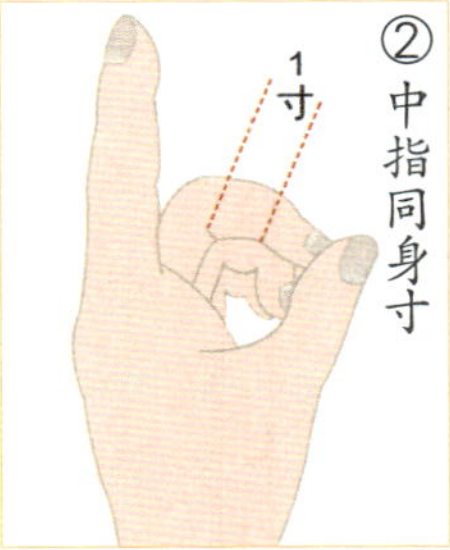


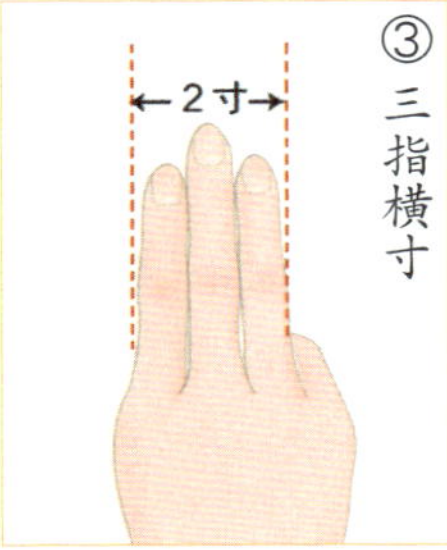


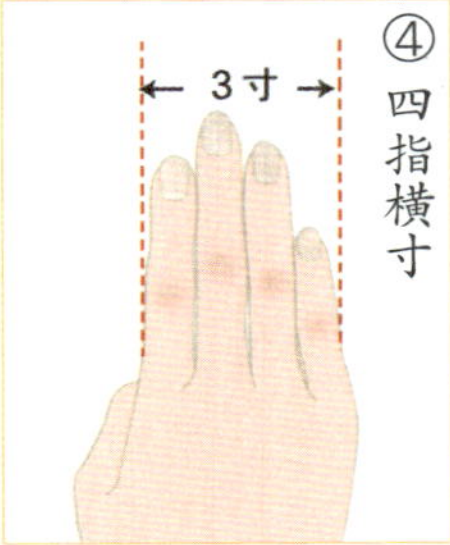


### 根据人体骨节定位取穴

以人体的骨节为标志来测量全身各个部分的尺寸，并依其比例折算尺寸作为定穴标准的方法被称为骨度分寸法。

## 取穴的注意事项

◎取穴后按压时，如果被按摩者感觉局部酸、麻、胀、痛，并且病症得到缓解或疲劳得以消除，就证明取穴正确。

◎除人体正中央的穴位外，其他穴位均左右各一个，但由于每个人的体形、体格并不完全一样，所以左右两边的穴位并不完全对称。

# 疏通全身经络的四种传统疗法

经络循行线上有数百个穴位，刺激这些穴位便可通过经络作用于全身。按摩、刮痧、针灸、拔罐就是按经络养生原理启动人体自愈力的疗法手段。

## 按摩

### 按摩的作用原理

按摩，是指按摩者将自己的双手作用于被按摩者的体表、受伤部位、不适所在，依据人体经络、特定穴位的作用，运用推、拿、按、摩、揉、捏、点、拍等形式多样的手法进行治疗，达到疏通经络、理气活血、散瘀止痛、祛邪扶正、调和阴阳、美容养颜的疗效。

用现代科学理论来解释按摩的具体作用如下：通过刺激末梢神经，促进血液、淋巴液在血管、淋巴管及组织间的代谢，协调各组织、器官的功能，提高机体的新陈代谢水平；通过按摩的机械刺激，将机械能转化为热能，提高局部组织的温度，促使毛细血管扩张，降低血液黏滞性，减少周围血管阻力，减轻心脏负担。

按摩具有抗炎、退热、提高免疫力的作用；能够疏通经络，保持机体阴阳平衡；可以缓解肌肉紧张，增强关节灵活性，消除身心疲劳。

### 常用的按摩手法

对于不同的穴位，由于其所处位置不同，因此按摩手法也不尽相同。常用的按摩手法如下。

**推法**

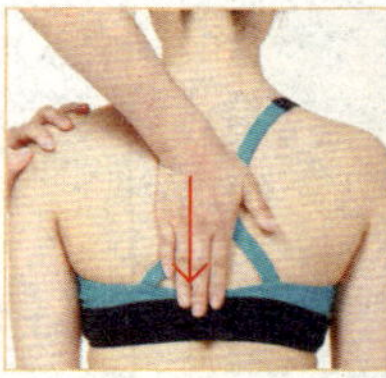

①推法

推法，将指掌或肘部着力于一定部位进行单方向的直线推动。推时用力要稳，速度要缓慢，着力部位要紧贴皮肤。此法可用于一条经络上的穴位（图①）。

**摩法**

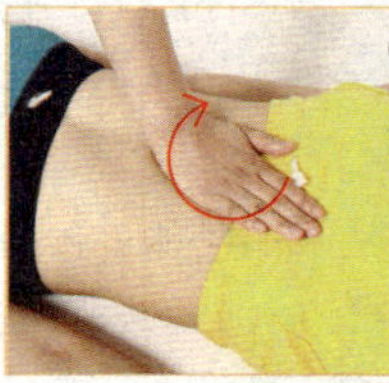

②摩法

摩法，用掌心、拇指或其他手指在身体的患部或特定穴位进行有规律的摩擦（图②）。

**拿法**

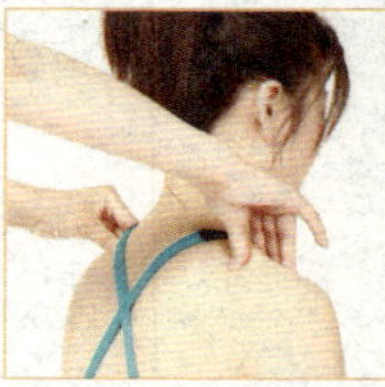

③拿法

拿法，用拇指和食指、中指，或拇指和其余四指对称用力，捏拿一定部位，进行一紧一松的拿捏。拿时动作要缓，要有连贯性，用力要由轻到重，切不可突然用力（图③）。

### 按法

按法，用手指、手掌或握拳时手指的背屈侧以敏捷轻快的手法、轻重不同的力量在患部或特定穴位上进行按压（图④）。

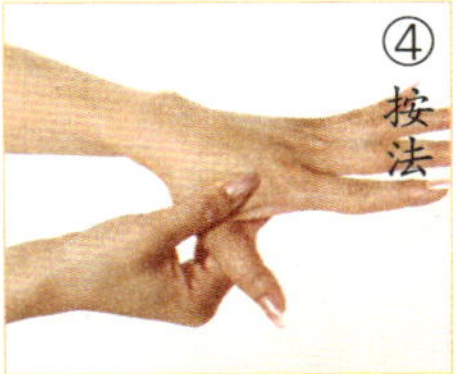

④按法

### 揉法

揉法，将指腹、掌根等部位着力于患处或特定穴位上，做温柔和缓的环旋活动，1分钟50～90次。此法适用于全身各处（图⑤）。

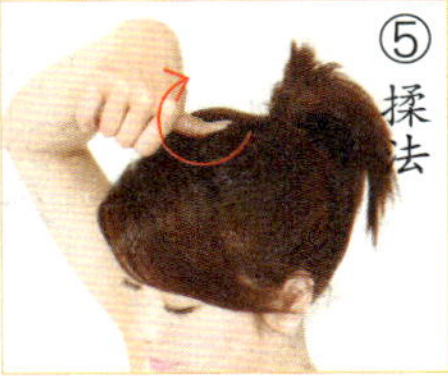

⑤揉法

### 搓法

搓法，用单手手指或双手掌面夹住患部，相对用力，来回快速搓揉。此法常用于四肢经穴按摩，属于一种放松手法（图⑥）。

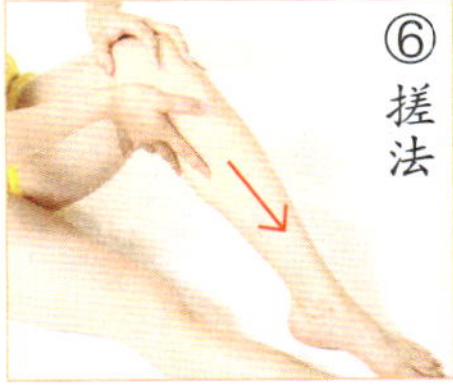

⑥搓法

### 点法

点法，以屈曲的指间关节突起部分为发力点，按压于某一治疗点上。此法由按法演化而来，具有受力点集中、刺激性强等特点，包括拇指端点法、屈拇指点法和屈食指点法三种（图⑦）。

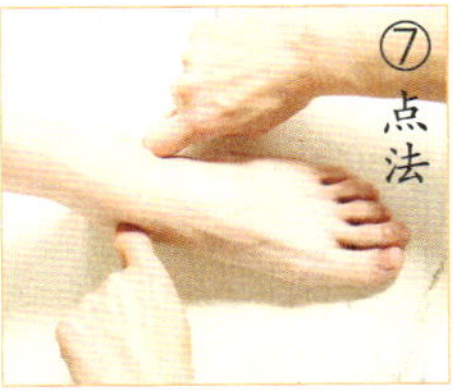

⑦点法

### 捻法

捻法，用拇指和食指捏住患侧的手指等小关节部位，反复交替地揉动。操作时动作宜匀速、灵活（图⑧）。

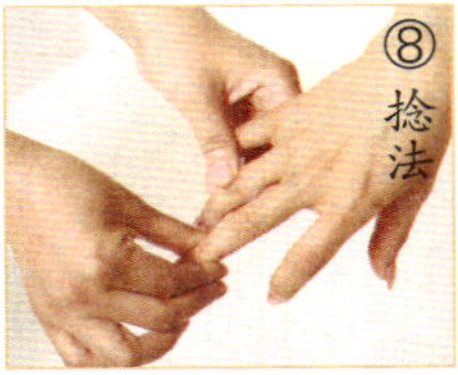

⑧捻法

### 击打法

击打法，用手指或辅助器具等敲打穴位或经络（图⑨）。

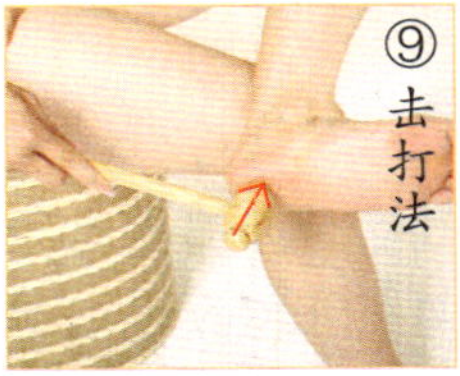

⑨击打法

### 滚法

滚法，将手背部的近小指侧部位按压于患部，以腕部施力，做前后左右连续不断的滚动。此法常用于肌肉丰厚处（图⑩）。

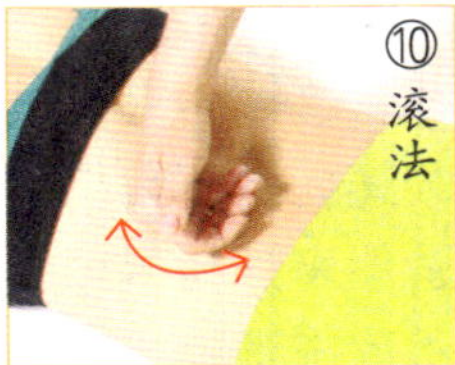

⑩滚法

### 抹法

抹法，将单手或双手拇指指纹面紧贴皮肤，做上下或左右的往返移动。此法常用于面部穴位按摩（图⑪）。

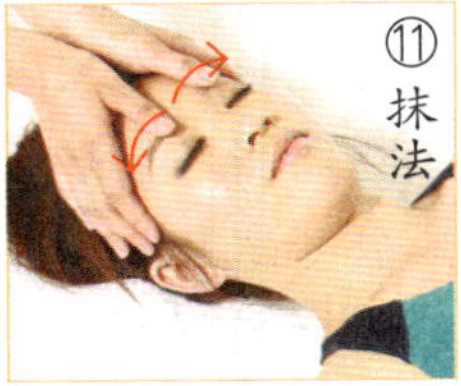

⑪抹法

### 拨法

常用的拨法有拇指拨法（图⑫）和肘拨法。

◎**拇指拨法。**这是指以拇指指纹

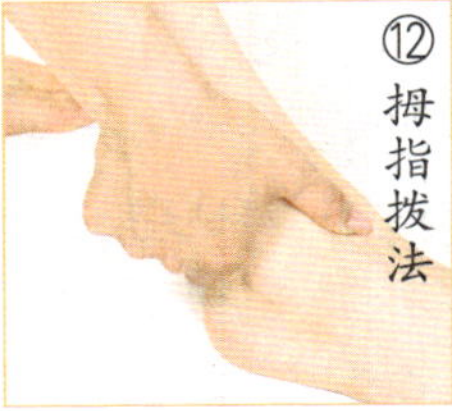

⑫拇指拨法

面按于患部，以上肢带动拇指，垂直于肌腱、肌腹、条索往返用力推动，也可以两手拇指重叠进行操作，是常用的拨法。

此法适用于周围有大的肌腱、肌腹、腱鞘、神经干等分布的穴位。

◎**肘拨法。**这是指以尺骨鹰嘴着力于患部，垂直于肌腹往返用力推动。

### 按摩的禁忌

◎**经期及妊娠期女性不宜按摩。**当女性处于经期及妊娠期时，不宜对其腹部、腰骶部和髋部进行按摩；另外，对于妊娠期女性，还不宜按摩其肩井、合谷、三阴交和昆仑等穴。

◎**体弱者不宜按摩。**年老体弱者或因长期患病而导致身体极度虚弱的患者不宜按摩。

◎**皮肤损伤者及有皮肤病者不宜按摩。**皮肤损伤及有皮肤病者，如有开放性伤口者及湿疹、丹毒、脓肿者，不宜按摩。

◎**局部肿胀者不宜按摩。**因急性软组织损伤而导致局部组织肿胀的患者不可立即按摩，需先冰敷20分钟以上，然后将医用棉球置于伤部加压包扎，等过了24小时或36小时拆除包扎带后再进行按摩。

◎**有某些特殊病症者不宜按摩。**脊髓型颈椎病患者是绝对禁止按摩的，椎动脉型颈椎病患者应由有经验的医师进行按摩。患中央型腰椎间盘突出症者不能按摩，患恶性肿瘤、心脏病等比较特殊的疾病者也不宜按摩。

## 刮痧

刮痧，是指应用手指或光滑的硬物，如金属针具、瓷匙、古钱、石片等，蘸上食用油、凡士林、白酒或清水，在人体表面特定部位，反复进行刮、挤、揪、捏、刺等物理刺激，使皮肤表面出现瘀血点、瘀血斑或点状出血，从而治疗疾病的一种方法。

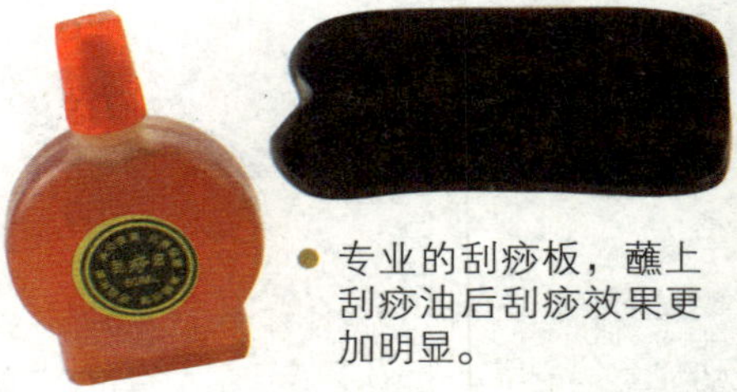

● 专业的刮痧板，蘸上刮痧油后刮痧效果更加明显。

### 刮痧的作用原理及功效

刮痧可疏通经络，改善局部微循环，从而起到祛除邪气、疏通经络、舒筋理气、祛风散寒、清热除湿、活血化瘀、消肿止痛的作用。刮痧可以增强机体潜在的抗病能力和免疫机能，从而达到扶正祛邪、防病治病的目的。

### 刮拭顺序

整体刮拭顺序为自上而下，先头部，接着背部、腰部、胸部、腹部，最后四肢。对于背部、腰部、胸部、腹部，可根据病情来决定刮拭的先后顺序。针对每个部位，一般先刮拭阳经，再刮拭阴经；先刮拭身体左侧，再刮拭身体右侧。

### 刮痧的禁忌

◎**危重病患者忌刮。**凡患危重病（如急性传染病、重度心脏病等）的，应立即前往医院观察治疗。只有在条件不允许的情况下才可使用刮痧的方法急救，以争取更多的治疗时间和机会。

◎**有出血倾向的患者忌刮。**患有出血倾向疾病者，如白血病、血小板减少症等，一定要慎用刮痧疗法进行治疗。如果一定要用，那么必须用轻手法刮拭，且最好不要出痧。

◎**有皮肤问题者忌刮。**皮肤比较敏感的患者很容易出现皮肤高度过敏的现象，因此应慎用此疗法。另外，皮肤表面长疮或者有破损者也应慎刮，如皮肤破损溃疡、有新鲜或未愈合的伤口者禁刮。

◎**其他禁忌人群。**年老体弱者、患有脏器衰竭等疾病者、过度疲劳者、醉酒者、过饥者及过饱者皆应禁刮。

## 针灸

针灸是一个复合名词，分别指针刺和艾灸两种不同的传统疗法。针刺和艾灸常常相互配合，互为补充。灸有久的含义，艾灸对许多病情缠绵的慢性病具有独特疗效，是针刺的补充。

### 针刺养生

针刺养生，就是用毫针刺激一定的穴位，运用迎、随、补、泻的手法激发经气，使人体新陈代谢旺盛起来，从而达到强壮身体、益寿延年的目的。选穴多以具有强大功效的穴位为主，且所选穴位不宜过多。可选用单穴，也可选用一组穴位。对于欲增强某一方面机能者，可选用单穴，以突出其效应；对于欲调理整体机能者，可选用一组穴位，以增强效果。对此，在实践中可酌情而定。施针时，刺激强度宜适中。一般来说，留针不宜过久，得气后即可出针。针刺深度应因人而异，对于年老体弱者及小儿，进针不宜过深；对于形盛体胖者，则可酌情深刺。过饥者、过饱者、醉酒者、大怒者、大惊者、劳累过度者、孕妇及身体虚弱者，不宜针刺。

### 艾灸养生

艾灸养生，就是在身体某些特定穴位上施灸——将艾绒、艾条或其他药物放置于体表的腧穴或疼痛处烧灼、温熨，以灸火的温热及药物作用于穴位，通过经络的传导，达到和气血、调经络、养脏腑、益寿延年的效果。艾灸不仅可用于强身保健，也可用于对久病体虚者的治疗，是我国独特的养生方法之一。

艾灸时将艾叶加工成的艾绒作为施灸材料。这主要是因为艾绒燃烧时温和持久，且艾绒燃烧辐射出的热能的渗透性、穿透力都特别强。

艾灸的方法有很多种，目前常用的就是用点燃的艾条灸烤穴位。艾条是用薄绵纸包裹艾绒卷成的圆筒形长卷。具体操作为在患部或特定穴位上悬灸。这种灸法操作简单、疗效良好、无痛苦及副作用，所以应用较为普遍。

施灸者可把艾绒捏成如黄豆大小的圆锥形艾炷，直接放在穴位上点燃，燃尽即为1壮，3～5分钟。一般来说，每次施灸时间以10～20分钟为宜，不应超过30分钟。还可将艾绒搓成绳，点燃后快速烧灼相关穴位，该方法类似于灯火灸。

## 拔罐

拔罐，是民间对拔罐疗法的俗称，又称拔罐子或吸筒。它是借助燃烧、挤压等方法排除罐内空气，利用负压使其吸着于皮肤上，造成瘀血现象的一种治病方法。这种疗法可以逐寒祛湿、疏通经络、行气活血、消肿止痛、拔毒泻热，具有调整人体的阴阳平衡、缓解疲劳、增强体质的功能。比较好操控而且安全的是抽气罐。

拔罐时，在患部涂上一层凡士林或油膏之类的润滑剂，当罐吸着后，将罐推拉移动，直至局部充血出现红晕，这种方法被称为走罐法。走罐法常用于刺激经络。

拔罐后出现的红色或紫色印迹，被称为罐斑。一般来说，无病者多无明显罐斑。罐斑属于拔罐疗法的治疗效应，可持续一至数天。

### 拔罐主治病症

◎疼痛性疾病，如急性扭挫伤、慢性劳损、偏头痛、三叉神经痛、坐骨神经痛、带状疱疹等。

◎炎症性疾病，如扁桃体炎、胃炎、阑尾炎、胆囊炎、急性乳腺炎、面神经炎、风湿性关节炎、咽喉炎等。

◎功能紊乱性疾病，如神经衰弱、胃肠功能紊乱、月经不调、高血压等。

◎过敏性疾病，如荨麻疹、哮喘等。

◎其他病症，如梅尼埃病、银屑病、颈椎病、肩周炎、股外侧皮神经炎、髌骨软化症等。

### 3种常见的吸拔方法

#### 火罐法

火罐法是利用火焰燃烧时的热力排去空气，使罐内形成负压，将罐吸着在皮肤上的方法。

◎**投火法。**这是指将薄纸卷成纸卷或裁成薄纸条，燃到1/3时投入罐里，将火罐迅速扣在施治部位上（图①）。投火时应注意，不论是使用纸卷还是纸条，都必须高出罐口3厘米左右，等到燃烧3厘米左右后，纸卷或纸条都能斜立于罐里一边，火焰不会烧着皮肤。初学投火法者，可在施治部位放一层湿纸或涂点水，让其吸收热力以保护皮肤。

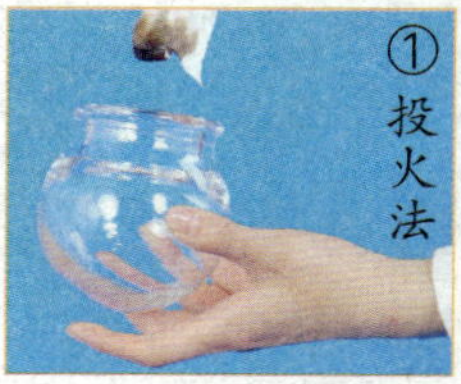

①投火法

◎**闪火法**（图②）。具体操作：在长镊子或较粗铁丝的一头缠绕脱脂棉并用棉线固定，做成酒精棒；将酒精棒蘸浓度为95%的酒精，点燃，将带有火焰的酒精棒一头伸入罐底，绕1～2圈后迅速撤出，马上将罐扣在施治部位上。由于此时罐内已成负压，因此可吸住皮肤。闪火法因罐内无火，比较安全而成为较常用的拔罐方法。需要注意的是，操作时不要烧罐口，以免烫伤皮肤。

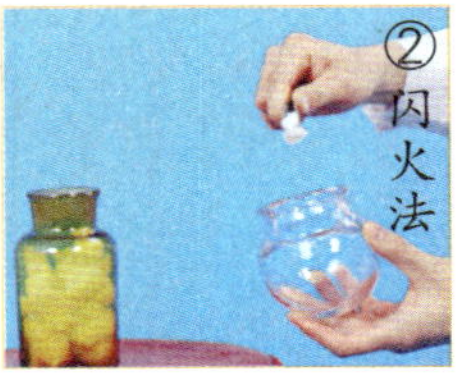


◎**滴酒法**(图③)。具体操作：向罐内壁中部滴入1～2滴酒精，将罐转动一周，使酒精均匀地附着于罐的内壁上（避开罐口）；用火柴将酒精点燃，将罐口朝下，迅速扣在施治部位上。这种方法虽简便易行，但酒精量难以掌握，若过多则会烫伤皮肤。

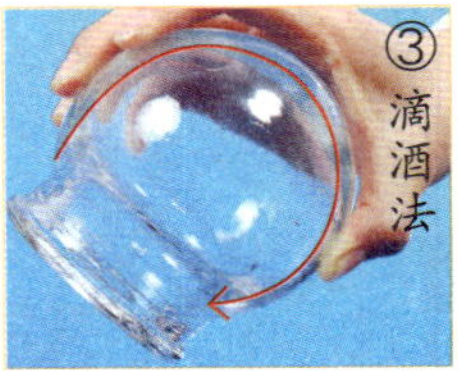


◎**贴棉法**(图④)。具体操作：用1～2厘米见方、厚薄适中的脱脂棉一小块浸少量浓度为75%～95%的酒精，紧贴在罐内壁中段，点燃后马上将罐扣在施治部位上。此法多用于侧面拔，须防止酒精过多，以免酒精滴出烫伤皮肤。

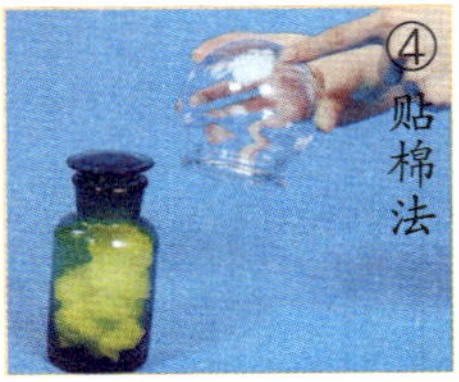


◎**架火法**（图⑤）。具体操作：将一个不易燃烧却易于传热的块状物放在施治部位上，上置小块酒精棉球，将棉球燃着，马上用罐将其扣住。这样，罐可立刻吸住皮肤，并产生较强的吸力。此法较安全，不易烫伤皮肤。

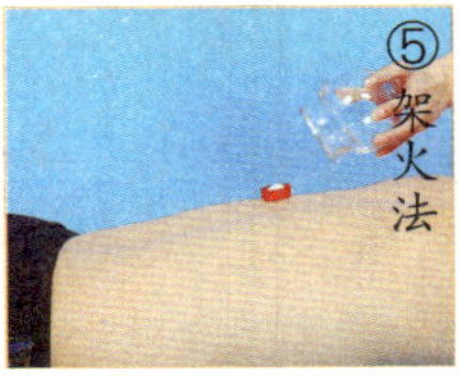


### 水罐法

一般使用竹罐：将罐放在锅内加水煮沸，使用时将罐倾倒，用镊子夹出，甩去水或用折叠的毛巾紧扪罐口，将其趁热按在皮肤上，即能吸住。此法适用于任何部位，但其吸拔力小，因此操作需快捷。

### 抽气法

采用此法时应使用底部有橡皮活塞的特制罐。操作时，先以罐口贴附于施治部位上，再用吸引器或注射器从罐底活塞处抽出空气，使罐吸着于皮肤上。此法吸附力较强，并可随时调节负压大小（图⑥）。

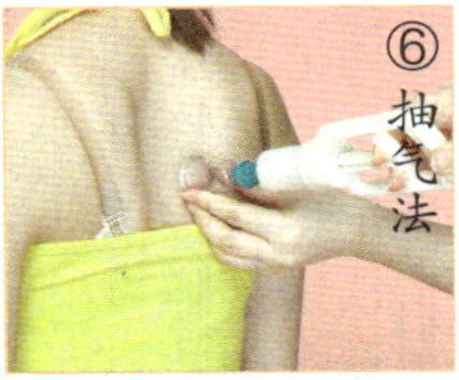


## 拔罐的禁忌

◎凡患有重病者，比如重度心脏病、全身性水肿、血友病、紫癜病、咯血、白血病、高热、活动性肺结核等，禁拔。

◎其他不适合用拔罐疗法治疗疾病的人群：正处于月经期的女性，皮肤没有弹性者、极度衰弱者，醉酒者、过度疲劳者、过饥者、过饱者、过渴者，患有全身性皮肤病者、吸拔部位有静脉曲张者。

# 以日常用品增强经络养生效果

在忙碌的生活与工作中，我们的身体常会出现不适，于是想到了按摩，但大型的按摩工具又不方便使用。此时，我们就要巧妙地运用身边的日常用品，让它们成为使用方便的保健按摩器。下面就来认识一下这些日常用品。

## 硬币、瓷汤匙、搪瓷杯盖

方法：用边缘比较圆滑的物品，如硬币、瓷汤匙、搪瓷杯盖（图①）等日用品代替刮痧板对身体局部进行刮拭，从而起到舒筋通络、活血化瘀、行气排毒等作用。

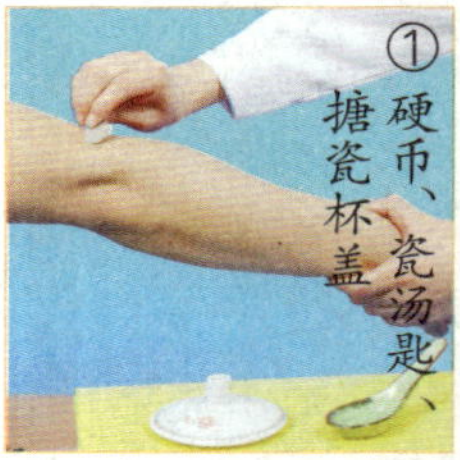
①硬币、瓷汤匙、搪瓷杯盖

## 圆珠笔

方法：利用圆珠笔（图②）略尖的一端，以适当的力度点压穴位。这种方法灵活方便，在工作中随时都可以使用。

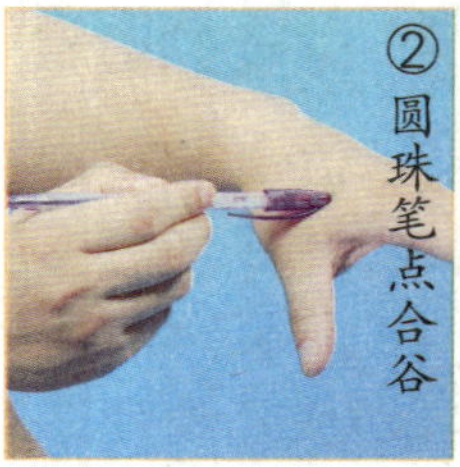
②圆珠笔点合谷

## 牙签

方法：可将牙签绑成一束，对穴位进行按摩，以增强按摩效果；也可单用一根牙签的圆钝端点按穴位，以增强其渗透力。

## 梳子

方法：可以用梳子的背面同时刺激多个穴位，或者对几条经络同时进行按摩；也可以用梳子敲击不适的局部，或按住不动，停留1～2分钟，持续刺激穴位，从而达到疏经活血、缓解疲劳的作用。此外，还可以用梳子的手柄部尖端，以适度的力点压穴位。

## 电吹风

方法：用电吹风对着皮肤吹热风代替热敷和艾灸（不仅可以运用于某个穴位，还可以沿着经脉的循行路线吹）。注意，一定要在距离皮肤15厘米左右的位置吹，以免烫伤皮肤。

## 热水袋、热宝

方法：把热水袋或热宝用毛巾包好，放于疼痛部位以缓解疼痛。与使用电吹风相比，使用热水袋、热宝更安全、方便。

## 浴刷

用浴刷与用梳子的效果一样，只是用浴刷可以点按远处的穴位（可代替摩法、擦法等按摩手法），从而加速血液循环。按摩时应注意力度，以免划破皮肤。

## 绿豆、米粒、王不留行

方法：将绿豆、米粒用胶布固定在疼痛部位，随时随地做按摩。如果用王不留行代替米粒，那么效果会更好（图③）。此法尤其适用于皮肤薄的部位。

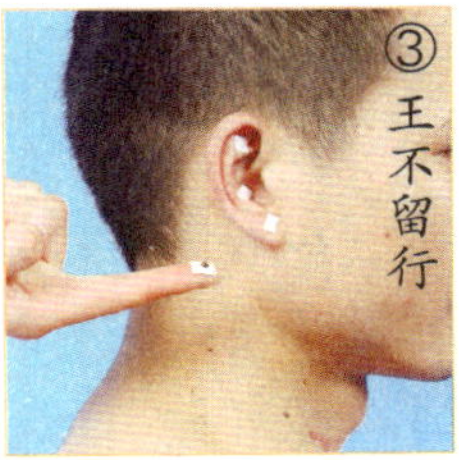
③王不留行

## 擀面杖、木棍

方法：可用擀面杖或表面光滑的木棍对人体较大面积的部位进行击打或滚动按压，如大腿处等（图④）；也可将擀面杖或木棍放在地上，用脚反复踩，使其来回滚动，持续刺激足底反射区，从而达到保健、按摩的效果。

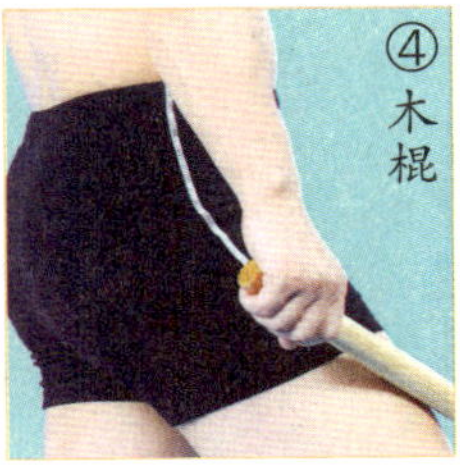
④木棍

## 矿泉水瓶

方法：可用矿泉水瓶叩击穴位或沿经络循行路线进行叩击（图⑤），以刺激经络、疏通经络，从而祛病健身；也可手握装满水的矿泉水瓶，手臂由前向上伸直，再向后，或者先上举手臂，再缓缓往前移动，直至放下，重复20次，从而达到手臂变瘦的效果。

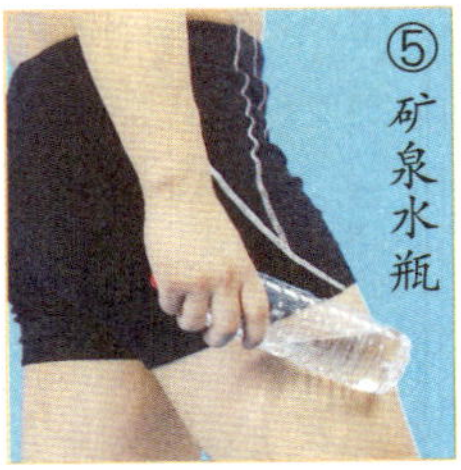
⑤矿泉水瓶

## 铅笔、筷子

方法：可选一支较长的铅笔或筷子，用两手掌夹紧，来回搓动（图⑥），从而对手掌的多个反射区同时进行按摩；也可将铅笔或筷子放在前臂外侧，用另一只手的手掌按压滚动，从而达到同时刺激多条经脉、多个穴位的功效。

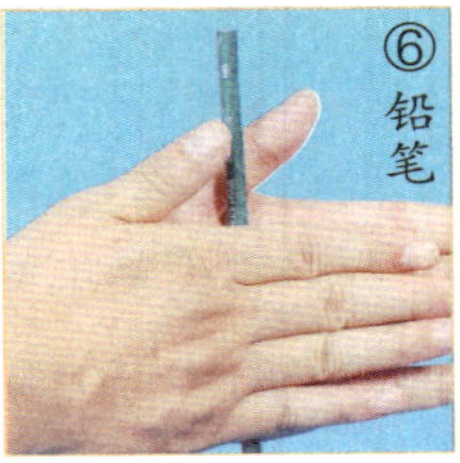
⑥铅笔

## 按摩棒

方法：用按摩棒直接点按穴位。此法刺激穴位的强度较大，适用于肌肉比较丰厚的部位（图⑦）。

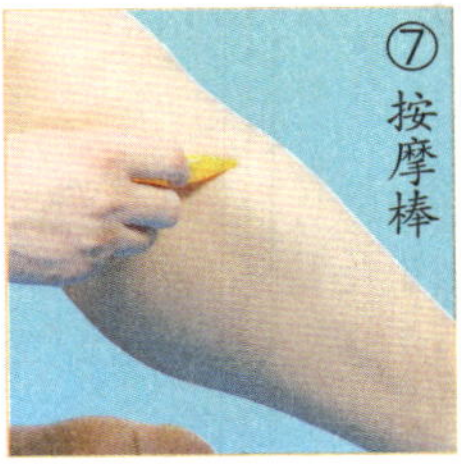
⑦按摩棒

## 鹅卵石

方法：在户外找一些表面光滑的鹅卵石（图⑧），用木框将其围起来，每天睡觉前光脚在上面行走，从而刺激足底的反射区，以保健强身。

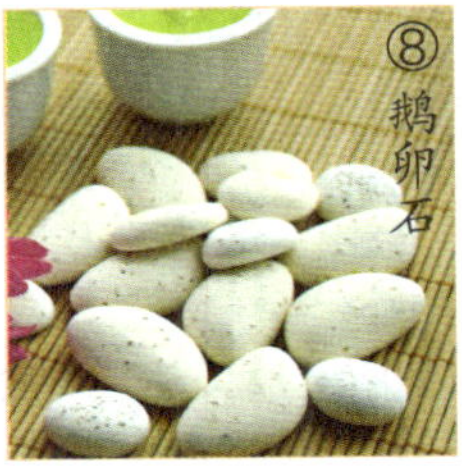
⑧鹅卵石

## 搓衣板

方法：将搓衣板平放在地上，光脚站在搓衣板上，在上面行走或来回搓动双脚。这样用搓衣板表面的棱线刺激足底的穴位，可以保健强身。

# 小动作与好习惯的经络养生作用

在采用按摩、刮痧、拔罐等方法进行经络养生的同时，我们不妨试试一些有助于经络养生的小动作——这些小动作能让养生效果更明显。另外，日常生活中的好习惯也可起到经络养生的作用。

## 生活中的经络养生小动作

### 转动眼球

我们的眼睛每天都要盯着各种事物，忙个不停，尤其是“电脑族”，白天要看电脑，晚上又要看电视。可以说，我们的眼睛每天都在超负荷地工作。为了避免眼睛过于疲劳，我们不妨每天抽出10分钟让眼部运动一下。比如闭上眼睛，转动一下眼球。如果同时按摩睛明、四白、太阳、攒竹等眼睛周围的穴位，那么效果更好。

### 手指叩头

头部分布着足太阳膀胱经、手少阳三焦经等多条经络，同时有很多重要的穴位，如百会、头维、通天等。如果我们每天早晨起床前或晚上入睡前用手指轻叩头部，就能刺激头部穴位，改善头部的血液循环，从而预防头部疾病。

**做法**

挺身站立，放松，用手指轻叩头部，先从前额向头部两侧叩击，再从头部两侧向头中央叩击。叩击次数一般在50次左右。

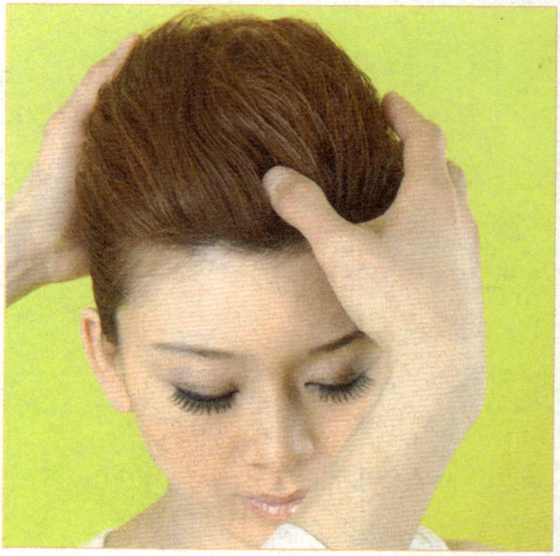

● 头部的穴位很多，用手指轻轻叩击头部就能刺激穴位。

### 背部撞墙

生活中，我们经常看到很多老人用背部撞树。其实，这是一种很好的锻炼方式。因为在背部分布着一些经络和许多重要穴位。比如，背部中间的督脉是人体阳气的极盛之处，总督全身的阳气；背部两侧的足太阳膀胱经是人体内最长、穴位最多的一条经络。背部的这些经络与穴位对人体健康有着重要意义。如果每天坚持刺激背部的经络，就能促进全身的血液循环，促进新陈代谢，增强人体的免疫力。

### 做法

离墙15厘米左右，背对墙站立，全身放松，将背部向后倾倒，撞击墙壁，当身体被弹回后再次撞击。撞击的频率为约1秒钟撞一下，同时保持自然呼吸。

### 注意事项

◎以背部撞墙应该循序渐进：一开始可以撞击10分钟左右，之后渐渐增加到30分钟左右，撞击到背部有明显的发热感为止。

◎撞击时，动作要协调、有力，但不可过猛。

◎撞击的顺序：上背部、下背部、腰部、左右肩胛部、左右侧背部，争取将背部各部位都撞击一遍。

◎撞击几分钟后一般就会有打嗝、放屁等情况出现，这是脏腑在排泄废气。我们对此不必担心。

◎老年人每次只能撞击3～5分钟；患有严重心脏病、尚未明确诊断的脊柱病、内脏下垂、高血压、晚期肿瘤等疾病的人，不宜采用此法。

### 功效

背部撞墙法的功效根据所撞部位的不同而有所区别。

◎撞击上背部，刺激肺俞、心俞、督俞、膈俞等穴位，可起到缓解肺部及心脏疾病的作用。

◎撞击下背部，刺激肝俞、胆俞、脾俞等穴位，有健脾、和胃、化湿的功效。

◎撞击左右肩胛部，可治疗头部及面部疾病，对颈椎病、肩周炎也非常有效。

◎撞击左右侧背部，可宽胸理气，缓解肋间疼痛。

## 扭扭脚

腿上和脚上分布着密集的经络，如肝经、胆经、脾经、胃经、肾经、膀胱经等。生活中，如果经常扭动脚，就能疏通经络，改善经络的气血运行，从而预防疾病。

### 做法

❶ 站立，两手叉腰，先用腹部吸气，停顿片刻，慢慢呼气，直到吐完，再深吸一口气。反复10余次。

❷ 双脚并拢，脚趾先慢慢向下压，再慢慢抬起，尽量向上抬，放松。反复30～50次。

❸ 两脚稍分开一些，两脚脚踝先同时向外、向内各转30～50次，再同时向内、向外各转30～50次。

## 扭扭手臂

与双腿、双脚一样，手臂上也密布经络与穴位，如心经、心包经、肺经、大肠经、小肠经、三焦经及这些经络上的穴位。坚持活动手臂不仅能改善心脑血管及呼吸系统疾病，还能缓解便秘、肠胃不适等。

### 做法

❶ 站立，两手叉腰，先用腹部吸气，停顿片刻，慢慢呼气，直到吐完，再深吸一口气。反复10余次。

❷ 两手臂向前伸直，双手十指先慢慢张开到最大，再慢慢用力握拳，放松，反复做10～20次。

❸ 两手臂向前伸直，双手手腕先同时向外、向内、向下各转30～50次，再向内、向下、向外各转30～50次。注意旋转时要用力，但速度要慢。

## 有助于经络养生的好习惯

### 洗完头发再按摩

很多人都有洗头时按摩的习惯，殊不知这并不是一个好习惯。洗头时，头上全是含有化学成分的洗发水，而按摩头部会促进血液循环，使头部的毛孔打开，快速吸收洗发水中的化学成分，同时寒气也会通过松弛的毛孔直接进入头部，这样就会引起各种头部疾病。按摩头部的正确做法是，先把头发洗干净，待吹干后再进行按摩。

### 每天用热水泡脚

双脚上分布着很多穴位，如果养成每天用热水泡脚的习惯，就可通过热力来放松脚上的经络及穴位，加快血液循环，改善心脑供血不足。另外，热水的温度还会让人体微微出汗，这样有助于排出体内的寒气及废物。

泡脚时，注意水的温度既不能太高也不能太低，而应根据每个人的具体耐热程度而定。刚开始泡时，水的温度可以低一些，在泡的过程中可以慢慢续些热水，以泡到全身发热为度。

大多数人会选择在临睡前泡脚。其实，如果时间充足，那么不妨选在下午4时—5时泡脚，因为这个时段是膀胱经和肾经气血最旺盛的时段，此时泡脚能起到很好的补肾作用。泡脚后要多喝水，及时为身体补水。

需要注意的是，气血两亏者的泡脚时间不宜过长，这是因为长时间用热水泡脚会使双脚血管过度扩张而导致血液流向下肢，这样心、脑、肾脏等器官就会供血不足，进而出现胸闷、头晕等症状。有此类症状的人群要想改善症状，可以多吃些补血补肾的食物，在身体状况好转后再延长每次泡脚的时间。对于糖尿病患者而言，最好先搓搓脚心再泡脚，以免泡脚时血糖升高。

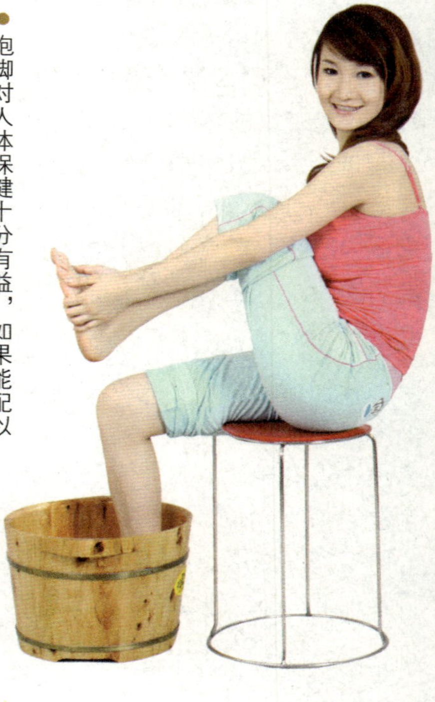

泡脚对人体保健十分有益，如果能配以按摩，效果就会更加明显。

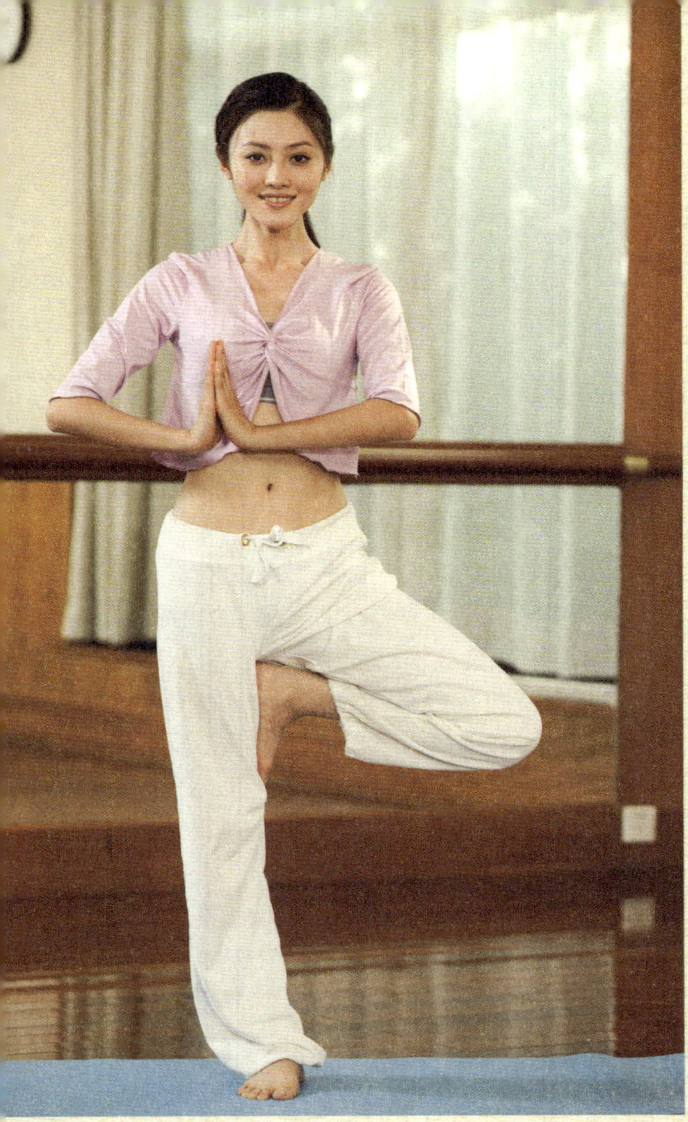

第二章

# 护佑生命安康的14条经络全解析

十二经脉和任督二脉作为经络的主体部分，它们的循行分布都有明晰的路线，并在体表相应部位有穴位的分布。由于这些经脉循行路线和所联系属络的脏腑不同，因此每条经脉的主治症候也不尽相同。

# 手太阴肺经

## 全面解析手太阴肺经

中医认为“肺为娇脏”，这是因为肺通过口鼻直接与外界相通，易受邪侵，不耐寒热。

肺的主要功能是吸入自然界的清气，呼出体内的浊气，使卫气散布全身，保护肌表，输送水分和血液。而手太阴肺经是属肺脏且走行于手臂内侧的一条重要经脉。

手太阴肺经共有11个穴位，其中9个穴位分布在上肢掌面桡侧，2个穴位位于前胸上部，首穴为中府，末穴为少商。

### 主治病症

本经腧穴主治咳、喘、咯血、咽喉痛等肺系疾病及本经循行路线上的其他病症，如咳嗽、喘气粗、心烦、胸闷、手臂的内侧前缘酸痛厥冷或掌心发热等。

### 肺经异常导致的疾病

◎肺与大肠是相表里的，如果肺受寒气侵袭，肺的经气不通，大肠即有明显反应，常会出现一些消化系统疾病。

◎中医认为肺在外合皮毛。也就是说，皮肤需要肺经经气的滋养。若肺经经气过盛，皮肤就易发红、怕热，易过敏、长色斑、没有光泽。若肺经经气虚，则血液循环不足，皮肤黯淡无光。

◎久病易伤耗肺气，肺在情志上则多半表现为悲。当肺气虚亏的时候，人往往会表现出悲观的情绪。

◎肺经经气异常者会出现咳嗽、气喘、胸闷、气短、心烦不安等症状，而因为肺与口鼻相通，所以还会出现感冒、鼻塞、流涕、伤风、怕冷等症状。

◎由于肺经循行于手臂内侧，所以在肺经循行路线上的任何部位都可能出现麻木、疼痛、发冷等症状，一般出现在锁骨上窝、上臂、前臂侧上缘（拇指方向）。

### 肺经的最佳保健时段

肺经经气最旺的时间是寅时，也就是3时—5时，但这时人们往往处于睡眠之中，按摩肺经显然是不现实的。对此，不妨利用同名的经络来实现对肺经的保健，即在脾经经气最旺的时间，也就是9时—11时，按摩脾经，这样同样能达到祛病养生的效果。

另外，由于肺在季节上对应秋天，所以秋天是养肺的好时节。

# 手太阴肺经

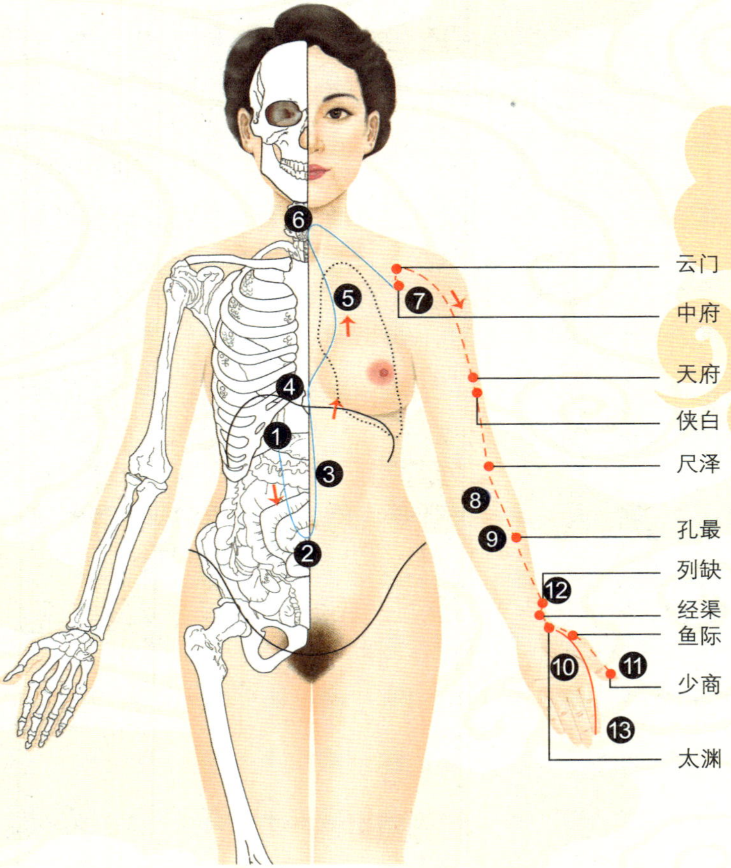


**循行路线**

手太阴肺经起于胃部（见①），向下联络大肠（见②），回绕过来沿着胃上口（见③），穿过膈肌（见④），进入肺（见⑤）。从肺系上行至气管（见⑥）、喉咙部，横行出于腋下（中府、云门），沿上臂内侧下行（见⑦），行于手少阴心经、手厥阴心包经的前面（天府、侠白），向下经过肘窝中（尺泽）（见⑧），沿前臂内侧前缘（孔最）（见⑨），进入寸口——桡动脉搏动处（经渠、太渊），走向大鱼际部，沿边际（鱼际）（见⑩），出于拇指的桡侧端（少商）（见⑪），经手腕后方的支脉，从列缺处分出（见⑫），走向食指的桡侧端，与手阳明大肠经相接（见⑬）。

# 全面介绍手太阴肺经腧穴

## 中府

【穴解】中，指中气；府，指经脉之气聚集处。此穴为手足太阴经脉之气所会，中焦之气上归入肺，聚结于此而朝百脉，所以叫中府。

【部位/取穴】两手叉腰立正，在锁骨外侧端下缘的三角窝处正中垂直往下推一条肋骨处取穴。

【功能主治】宣降肺气，止咳平喘：咳嗽，气喘等。

## 云门

【穴解】云，指云气；门，指肺经所出之门户。人体气血，犹如云雾一般，能滋生万物，而其首出之处即云门。

【部位/取穴】两手叉腰直立时，胸廓上部锁骨外侧端下缘的三角形凹陷正中处即此穴。

【功能主治】◎清肺除烦，止咳平喘。

◎通利关节：肩臂痛，上肢不举。

## 天府

【穴解】天，指上部；府，指府宅、门府。此穴名意指此穴为肺经阳气上输人体上部的门府。

【部位/取穴】此穴位于上肢，臂向前平举时，俯头，鼻尖接触的上臂侧缘处即此穴。

【功能主治】◎宣肺止咳：支气管炎，哮喘。

◎安神定志：大脑神经系统疾病。

◎活血通络：肩臂疼痛、腰腿疼痛。

## 侠白

【穴解】侠，通夹，意为穴位的功能作用；白，为肺的颜色。《黄帝内经明堂》：白，肺色也。此穴在臂，夹肺两箱，故为侠白。

【部位/取穴】此穴位于上肢，在臂内侧面，肱二头肌桡侧缘，腋前纹头下4寸处，肘横纹上5寸处。

【功能主治】◎宣肺止咳：支气管炎，咳嗽等。

◎宁心安神：心痛，心动过速。

## 尺泽

【穴解】关至肘为尺，泽为水之所聚。此穴为肺经之合穴。合像水所归，因此叫尺泽。

【部位/取穴】此穴位于上肢肘横纹中，肱二头肌腱桡侧缘凹陷处。

【功能主治】◎清热解毒：肺热咳喘，咽、胸痛。

◎滋阴润肺：咳嗽，肺炎。

## 孔最

【穴解】孔，通也；最，极、第一的意思。因其最能开瘀通窍，故名孔最。

【部位/取穴】此穴位于上肢，腕掌侧远端横纹上7寸，尺泽与太渊的连线上，伸肘握拳时于凹陷之处取穴。

【功能主治】◎凉血止血：咯血，痰中带血，鼻出血，痔血。
◎清泻肺热：支气管炎，支气管哮喘，扁桃体炎，咳嗽，气喘，咽痛。

## 经渠

【穴解】经，意为经过、路径；渠，指水流的道路。经渠意即肺经经气流经的渠道。

【部位/取穴】此穴在前臂掌面桡侧。仰掌，在前臂掌面桡侧，桡骨茎突与桡动脉之间的凹陷处，腕掌侧远端横纹上1寸。

【功能主治】清泻肺热：咳嗽，气喘，胸闷。

## 太渊

【穴解】太，有高大与尊贵之意；渊，深也。言经气犹如潭水之深不可测也。此穴为本经原穴，又为脉之大会，通达十二经络，犹如水流之交汇也，故名太渊。

【部位/取穴】伸掌，于掌后第1横纹桡侧凹陷中有脉动处取穴。

【功能主治】◎宣肺解表，止咳平喘：感冒，咳嗽，咽痛，哮喘。
◎益气通脉：无脉症。
◎通络止痛：腕关节、肘关节疼痛。

## 鱼际

【穴解】此穴位于手掌，因此处像鱼腹，故名鱼际。

【部位/取穴】此穴位于手掌，在拇指本节后凹陷中，第1掌骨桡侧中点赤白肉际处。

【功能主治】◎泻热解表，清燥利喉：咽喉肿痛，失音，咳嗽。
◎消积导滞：小儿单纯性消化不良。

## 少商

【穴解】少，有微小之意；肺属金，在音为商。肺经之气从肺走手，至此已经微小，故名少商。

【部位/取穴】此穴位于手指，拇指末节桡侧，距指甲根角0.1寸。

【功能主治】◎醒脑开窍：昏厥，癫狂，指端麻木。
◎泻热利咽：发热，咳嗽，鼻出血。

## 列缺

【穴解】列有裂开、分开、别行之意，缺指缺口。此穴在肱桡肌腱与拇长展肌腱之间，犹如裂隙处，故名列缺。

【部位/取穴】此穴位于上肢，腕掌侧远端横纹上1.5寸，桡骨茎突上方。将两手虎口平直交叉，一手食指压住的另一手腕骨突出的部位即此穴。

【功能主治】◎祛风通络：头痛，颈部僵硬，面瘫，腕关节痛。
◎泻热解表：咳嗽，咽喉痛，风寒。

# 手厥阴心包经

## 全面解析手厥阴心包经

心包，顾名思义，包绕在心脏的外面的经络。手厥阴心包经就像穿在心脏外面的一件防弹衣。

古人认为，心是人体最重要的器官，就像一家之主、一国之君。心掌控着人的精神、思维及一切行动，是人体的最高统治者，神圣不可侵犯。那么，国君的周围必须有贴身侍卫来保护他的安全，并替他办事。心包经就履行着贴身侍卫的职责，保护着心，替心行事，代心受邪。

手厥阴心包经共有9个穴位，其中8个穴位分布在上肢内侧面的中间，1个穴位在侧胸上部，首穴为天池，末穴为中冲。

### 主治病症

本经腧穴主治心、胸、胃、神志病及经脉循行部位的其他病症，如心痛、胸闷、心跳过速、心烦、癫狂、精神分裂、腋窝淋巴结肿大、肘臂挛痛、掌心发热等。

### 手厥阴心包经这样按摩

按摩手厥阴心包经时可以沿着本经的穴位逐个按摩；凡是按摩时有痛感的穴位不妨多按摩几下，以感觉不到痛为宜；按摩的力度不需要太大；按压时可多停留几秒钟；平均每个穴位按摩2～3分钟最佳。

另外，按摩时的速度不宜过快，应以确保每个穴位都能被刺激到为宜。

如果觉得找穴位太麻烦，那么也可以直接拍打手厥阴心包经，即沿着经络一点一点地拍打过去。这对疏通气机、解压祛郁有明显作用。

### 巧用小动作舒展手厥阴心包经

我们平时在家里只要做几个简单的小动作就可以愉悦心情，如拍拍手、张开双臂等。

因为这些小动作可以舒展手厥阴心包经，在一定程度上刺激手厥阴心包经的部分穴位。

### 按摩的最佳时段

手厥阴心包经在戌时最旺，也就是19时—21时最旺。这时刚刚吃过晚饭，正是胃消化食物的时候。在晚饭后半小时适度按摩手厥阴心包经可促进胃部气血运行，帮助消化，但不要在吃过晚饭后立刻就按摩，以免适得其反。

# 手厥阴心包经

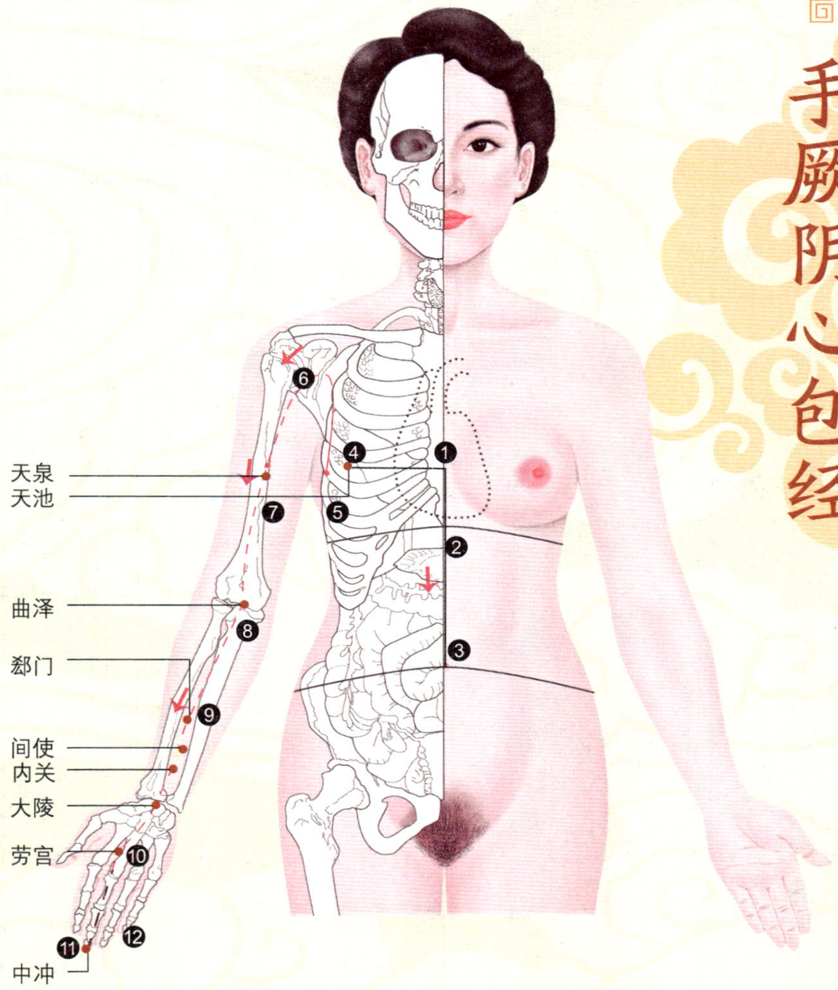


**循行路线**

手厥阴心包经起于胸中，出于心包络（见①），向下通过膈肌（见②），从胸部向下到达腹部，依次联络上、中、下三焦（见③）。

**胸部支脉：** 经过胸中（天池）（见④），出于胁肋部，至腋下（见⑤），向上行至腋窝中（见⑥），沿上臂内侧中央下行，行于手太阴肺经和手少阴心经之间（见⑦），经过肘窝（见⑧），向下行于前臂中间（见⑨），进入手掌中（见⑩），沿中指，出于中指尖端（中冲）（见⑪）。

**掌中支脉：** 从劳宫分出，沿无名指到指端（关冲），与手少阳三焦经相接（见⑫）。

# 全面介绍手厥阴心包经腧穴

## 天池

【穴解】天，指上部；池，指水池。此穴位于乳头外侧，人体体表的高地势处；同时手厥阴心包经的高温水气至此穴后散热冷却为经水，而此穴就像一个储存经水的池子一样，故名天池。

【部位/取穴】此穴位于胸部，乳头外侧1寸，第4肋间隙中。

【功能主治】◎宽胸理气：咳嗽，痰多，胸闷，心烦，气喘，胸痛。
◎止痛消肿：乳痈，瘰疬。

## 天泉

【穴解】天，指上部；泉，指水出之处。此穴承天池之气，如池中之水由此涌出下流。穴在臂之上部，故名天泉。

【部位/取穴】此穴位于腋前纹头下2寸，肱二头肌的长、短头之间，伸臂仰掌取穴。

【功能主治】◎宽胸理气，止咳宁嗽：心痛，咳嗽，胸胁胀满。
◎止痛：胸背疼痛，上臂内侧痛。

## 曲泽

【穴解】曲，意为隐秘；泽，指沼泽。手厥阴心包经的气血在此处聚集，就像汇入一个沼泽中一样，故名曲泽。

【部位/取穴】肘微屈时，此穴在肘横纹中，肱二头肌腱尺侧缘。

【功能主治】◎清心镇痛：心痛，心悸，善惊，暑热病。
◎和胃降逆：胃痛，呕血，呕吐。

## 郄门

【穴解】郄，意为孔隙；门，指出入的门户。手厥阴心包经的体表经水由此穴回流至体内的经脉，故名郄门。

【部位/取穴】此穴位于腕掌侧远端横纹上5寸，掌长肌腱与桡侧腕屈肌腱之间。

【功能主治】◎清心镇咳：心痛，心悸，心烦胸痛，咯血。
◎凉血止血：呕血，鼻衄。

## 间使

【穴解】间，指当中、间隙；使，指使臣，有传递之意。此穴居于两筋之间，经气由此传递，故名间使。

【部位/取穴】此穴位于腕掌侧远端横纹上3寸，掌长肌腱与桡侧腕屈肌腱之间。

【功能主治】◎宽胸解郁：胃痛，呕吐等。
◎宁心降逆：心痛，心悸，失音，热病，烦躁，疟疾。

## 内关

【穴解】内，指手的内侧。此穴为手厥阴之络穴，与阴维脉相沟通，而近于经脉之“关”位，意指此为经气出入之处，似关隘，故名内关。

【部位/取穴】此穴位于腕掌侧远端横纹上2寸，掌长肌腱与桡侧腕屈肌腱之间。攥紧拳头，此穴就在凸起的两根筋之间，按压有酸胀感。

【功能主治】◎宁神镇痛：心痛，心悸，失眠，眩晕，癫痫，癫狂，偏头痛，风湿痛。
◎疏肝和中：胃痛，呕吐，呃逆，胁痛，胁下痞块，中风。

## 大陵

【穴解】大，意为高大；陵，指丘陵。此穴位于腕前区，掌根高突隆起，形如丘陵。古代帝王的葬处被称为陵，有长眠安息之意，而此穴又有催眠的功效，故名大陵。

【部位/取穴】此穴位于腕掌侧远端横纹中，掌长肌腱与桡侧腕屈肌腱之间。仰掌，微屈腕关节，在掌后第1横纹上，两筋之间取穴。宜从指腹侧按入取穴。

【功能主治】◎宁心安神：头痛，胃痛，心痛，心悸，精神分裂，癫狂，癫痫。
◎宽胸和胃：胃痛，呕吐，口臭，咳喘，咯血，胸胁胀痛。

## 劳宫

【穴解】劳，指操作；宫，王者之所居。此穴属手厥阴心包经，心包为君主心的宫廷。此穴在掌中（手部尊贵之处），能治疗妨碍手部劳作的诸多疾病，故名劳宫。

【部位/取穴】此穴位于第2、3掌骨之间。握拳时，以中指、无名指之间切于掌心横纹，中指指端下即此穴。

【功能主治】◎清心安神：中风昏迷，中暑，心痛，烦闷，癫狂，胸胁痛，呕血，鼻衄，便血，咳喘。
◎消肿止痒：口疮，舌烂，口臭。

## 中冲

【穴解】中，指中指；冲，意为冲要。手厥阴心包经之气直达中指之端，冲要之处，故名中冲。

【部位/取穴】此穴位于中指指端的中央。

【功能主治】◎开窍醒脑：中风昏迷，舌强不语，中暑，昏厥，小儿惊风，手掌多汗。
◎泻热清心：热病，吐泻，耳鸣。

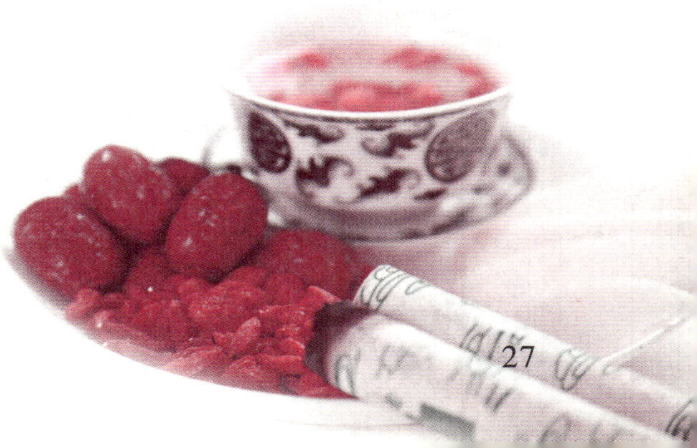

# 手少阴心经

## 全面解析手少阴心经

手少阴心经是走行于手臂内侧的一条经脉，本经上共有9个穴位，其中8个穴位分布在上肢掌面尺侧，1个穴位在腋窝部，首穴为极泉，末穴为少冲。本经上的穴位虽然不多，但是每个穴位都很重要。可以说，手少阴心经是治疗心脑血管疾病和精神疾病的重要经脉。

### 主治病症

本经腧穴主治心、胸、神经系统、循环系统病症，以及经脉循行所经过部位的病症，如胸闷、心痛、心悸、失眠、咽干、口渴及上肢内侧后缘疼痛等。

### 手少阴心经异常导致的疾病

手少阴心经属于心，一旦异常，人体就会发生病变。《黄帝内经》提到，手少阴心经异常者会出现心胸烦闷或疼痛、咽喉干燥、口渴、眼睛发黄、胸胁疼痛、手臂阴面靠小指侧那条线疼痛或麻木、手心热等症状。

### 敲打手少阴心经的窍门与好处

在闲暇时，不妨从小指尖端敲到腋窝。敲打时，即使前臂出现酸痛感、上臂出现电麻感，也不必担心，因为这些都是正常的现象，而且感觉越明显效果越好。

经常对手少阴心经循经按揉、敲打或用其他器具刺激，具有以下功效。

◎有利于心脏健康，还可以放松精神，让人心情平静。

◎放松上臂肌肉，疏通本经的经气。

◎点揉和弹拨重点穴位还可以预防冠心病、肺心病，以及改善颈椎压迫神经所致的上肢麻木等。

◎刺激本经对治疗失眠的效果也非常明显。

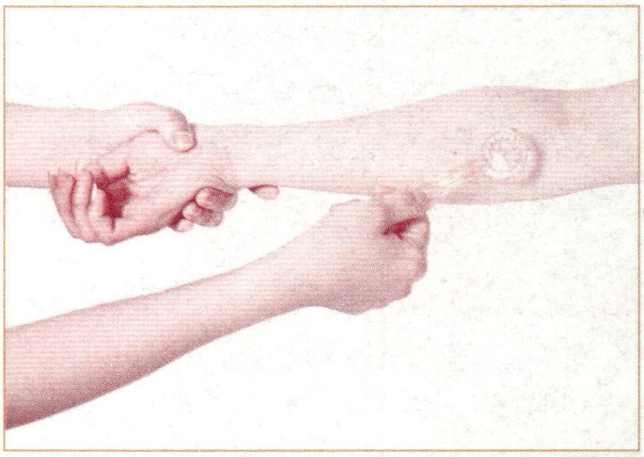

● 用软毛刷刺激手少阴心经，不但能对心脏起到保健的作用，还能活化细胞。

### 按摩手少阴心经的最佳时段

手少阴心经经气最旺的时段是午时，即11时—13时。这时人的阳气已达到最旺的状态，并开始慢慢向阴转化，阴气开始上升，是按摩本经的最佳时机。

# 手少阴心经

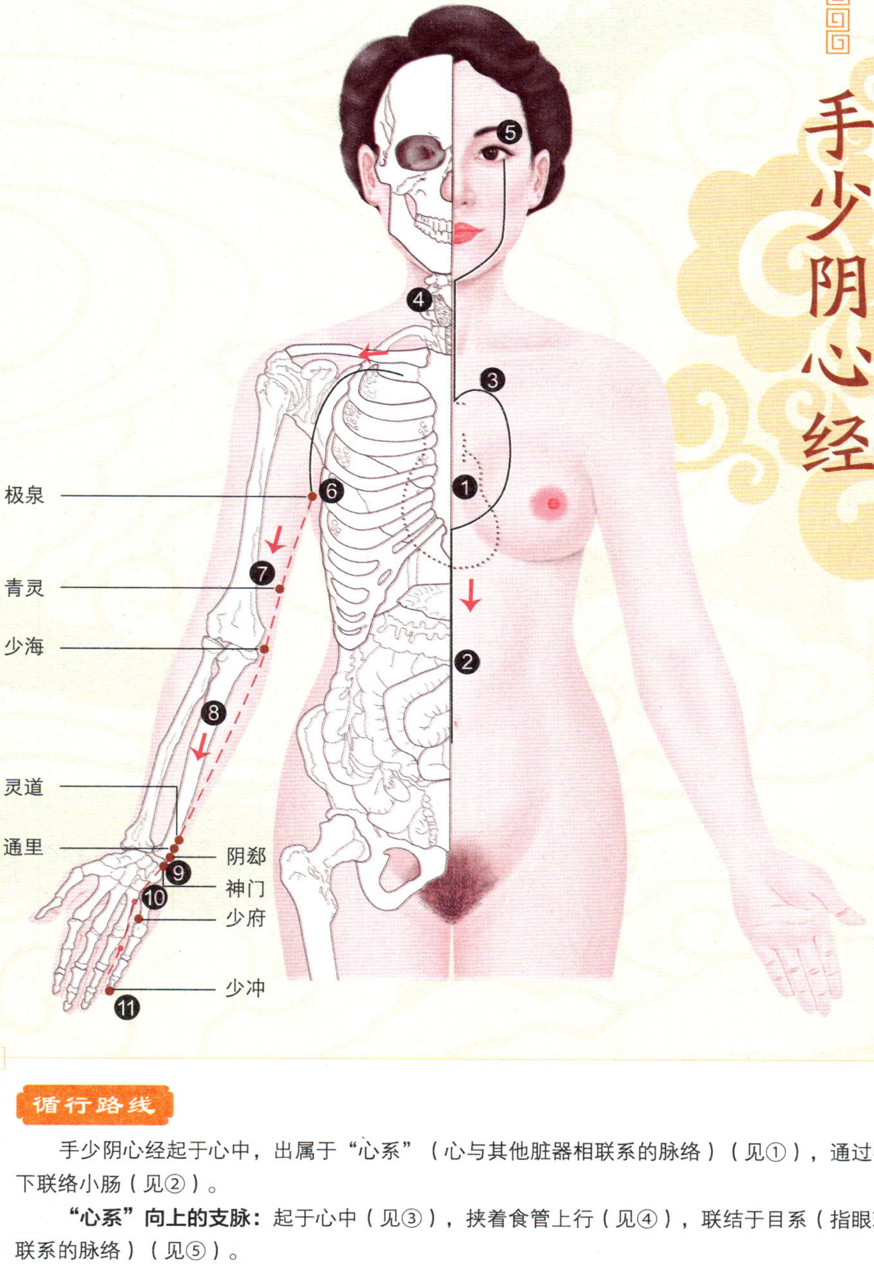


**循行路线**

手少阴心经起于心中，出属于“心系”（心与其他脏器相联系的脉络）（见①），通过横膈，向下联络小肠（见②）。

**“心系”向上的支脉：**起于心中（见③），挟着食管上行（见④），联结于目系（指眼球与脑相联系的脉络）（见⑤）。

**“心系”直行的支脉：**向上行于肺部，向下出于腋窝（极泉）（见⑥），沿上臂内侧后缘、肱二头肌内侧沟（见⑦），至肘窝内侧，沿前臂内侧后缘（见⑧），到达掌后豌豆骨处（见⑨），进入手掌（见⑩），沿着小指桡侧，出于末端（少冲），与手太阳小肠经相接（见⑪）。

# 全面介绍手少阴心经腧穴

## 极泉

【穴解】极，高大；泉，水泉。此穴是心脏往全身源源不断地供血的起点和源泉。少阴之经气，由此穴透出，循行于外，犹如出于极深之泉，故名极泉。

【部位/取穴】上肢外展平伸，此穴在两筋间的凹陷中，腋窝中央的动脉搏动处。

【功能主治】◎运化心血：颈淋巴结核，心痛，胸闷。
◎通络止痛：肩臂疼痛，胁肋胀痛。现多用于治疗胸臂疼痛、肩关节周围炎、中风偏瘫。

## 青灵

【穴解】青，肝脏的颜色，痛证之色；灵，灵巧，也指很有效果。此穴对治疗病痛的效果显著，尤其适用于头痛、肋痛、肩臂痛等。

【部位/取穴】伸臂，此穴在少海与极泉的连线上，少海直上3寸，肱二头肌的尺侧缘。

【功能主治】运化心血，通络止痛：头痛，胁痛，肩臂痛。现多用于治疗心绞痛、神经性头痛、肋间神经痛、肩胛及前臂肌肉痉挛、肩臂活动不利。

## 少海

【穴解】少，指少阴而言；海，诸川之汇，深阔无量。此穴脉气盛，似百川汇流大海，所入为合之海也，故名少海。

【部位/取穴】仰掌，屈肘成直角，此穴在肘横纹尺侧端的凹陷中。

【功能主治】◎通心窍，安神志：心痛，头痛，目眩，健忘。现多用于治疗神经衰弱、精神分裂症等。
◎通络止痛：腋胁部痛，臂麻酸痛，肘臂伸屈不利，手颤。现多用于治疗尺神经痛、淋巴结炎、肘关节周围组织疾患等。

## 灵道

【穴解】灵，神灵；道，道路。灵道，就是通向神灵的道路。古人认为，心是主神灵和情志的，此“道”能够通到人的心里，故名灵道。

【部位/取穴】此穴在前臂前区掌侧，尺侧腕屈肌腱的桡侧缘，腕掌侧远端横纹上1.5寸处。

【功能主治】◎宁心安神，镇静止痛：心痛，心悸，怔忡。现多用于治疗心绞痛、失眠、头晕等。
◎疏通经气，通络止痛：肘臂挛痛，舌强不语，手指麻木等。

## 通里

【穴解】通，意为通道；里，指内部。心经的经水从此穴通过就像从通道内部流过一样，故名通里。

【部位/取穴】此穴位于腕掌侧远端横纹小指端上1寸，尺侧腕屈肌腱的桡侧缘。

【功能主治】◎宁心安神，清利头目：心悸，怔忡，头晕，目眩。
◎通利口舌，清心开窍：舌强不语。现多用于治疗扁桃体炎、咽喉肿痛等。
◎通利关节：腕臂痛。

## 阴郄

【穴解】阴，指手少阴经。郄，孔隙也，意指气血深聚处。穴为手少阴之郄，故名阴郄。

【部位/取穴】此穴在前臂掌侧，尺侧腕屈肌腱的桡侧缘，腕掌侧远端横纹上0.5寸处。

【功能主治】◎宁心安神：心痛，惊恐，心悸，怔忡，失眠，神经衰弱。
◎养阴止汗：呕血，骨蒸潮热，盗汗，虚劳。

## 神门

【穴解】神，指心神；门，指出入通达之处。此穴为手少阴心经气血物质的对外输出之处，似心神出入的门户，故名神门。

【部位/取穴】仰掌屈肘，微握拳，手掌小鱼际上角有一凸起圆骨，其后缘向上有一条大筋，此穴在这条大筋内侧缘与腕掌侧远端横纹的交点处。

【功能主治】安神定志，理气调血：心痛，心烦，健忘，失眠，心悸，怔忡，痴呆，癫狂，癫痫，神经衰弱，胁肋疼痛。现多用于治疗心血管、脑神经系统的各种病症。

## 少府

【穴解】少，指手少阴心经；府，指府宅，聚也。此穴为手少阴心经气血聚集之处，故名少府。

【部位/取穴】此穴位于手掌面，第4、5掌骨之间，握拳时，在小指指端触及处。

【功能主治】清心泻热，理气活络：心悸，胸痛，小便不利，遗尿，阴痒，阴痛，掌中热。现多用于治疗风湿性心脏病、冠心病、心绞痛、肋间神经痛、臂丛神经痛、阴道及阴部瘙痒、月经量过多等。

## 少冲

【穴解】少，指手少阴心经；冲，指要冲、冲通。手少阴由此相交于手太阳，为阴阳二经经气交通之要冲也，故名少冲。

【部位/取穴】微微握拳，掌心向下，小指上翘，此穴在小指桡侧距指甲根角0.1寸处。

【功能主治】◎开窍苏厥，清心泻热，通络止痛：心悸，心痛，癫狂，中风昏迷。现多用于治疗心绞痛、心肌炎、休克、中暑等。
◎通络止痛：胸胁疼痛，肩臂疼痛。

# 手阳明大肠经

## 全面解析手阳明大肠经

《黄帝内经》提到："阳明常多气多血。"手阳明大肠经是气旺血也旺的经络。所以，这条经络里面的气血很足，可以帮助人体增强阳气。而阳气过旺的人也可以通过这条经络把多余的火气泻掉。

总而言之，手阳明大肠经是一条双向调节人体阳气的重要经络。

本经共有20个穴位，其中15个穴位分布于上肢背面的桡侧，5个穴位在肩、颈、面部，首穴为商阳，末穴为迎香。

### 主治病症

本经腧穴主治头面五官疾病、热病、皮肤病、肠胃病、神志病，以及经脉循行所经过部位的病症。

### 大肠经异常导致的疾病

手阳明大肠经的气血一旦不通畅，下巴、鼻子等部位就容易出现痤疮、雀斑、酒糟鼻等；还会出现眼睛发黄、口干、眼睛干涩、流涕或鼻出血、牙龈肿痛或咽喉肿痛等；而手指、手背、上肢、后肩等经脉循行路线上也容易出现疼痛和酸、胀、麻等不舒服的感觉。

### 疏通大肠经的窍门与好处

◎在大肠经的循行路线上，可以用刮痧的方法祛除瘀毒。这个方法不但简单有效，而且可以打通大肠经，从而有效地防治皮肤病。

◎平日里多敲打大肠经或按揉本经腧穴可以使大肠经通畅，从而减轻身体出现的酸、麻、胀、痛的感觉。

◎刺激大肠经还有很好的通便效果。这里有一个非常好的排便方法，即推按二间、三间到商阳这一段大肠经，可以用拇指的内侧指节往下推，一直推到商阳，长期坚持，可增强肠蠕动，促进大便排出。

### 卯时可刺激大肠经

卯时气血流注于大肠经，也就是说，5时—7时大肠经的气血最旺。

清晨最好在排大便之后锻炼身体，可以用一手搓摩另一侧手臂，着重按摩手臂的前缘及颜面、颈部，尤其是下巴、鼻子等重要器官的部位，以促进气血循环，也可以通过打太极拳、跳广场舞等方式来舒展经络。

# 手阳明大肠经

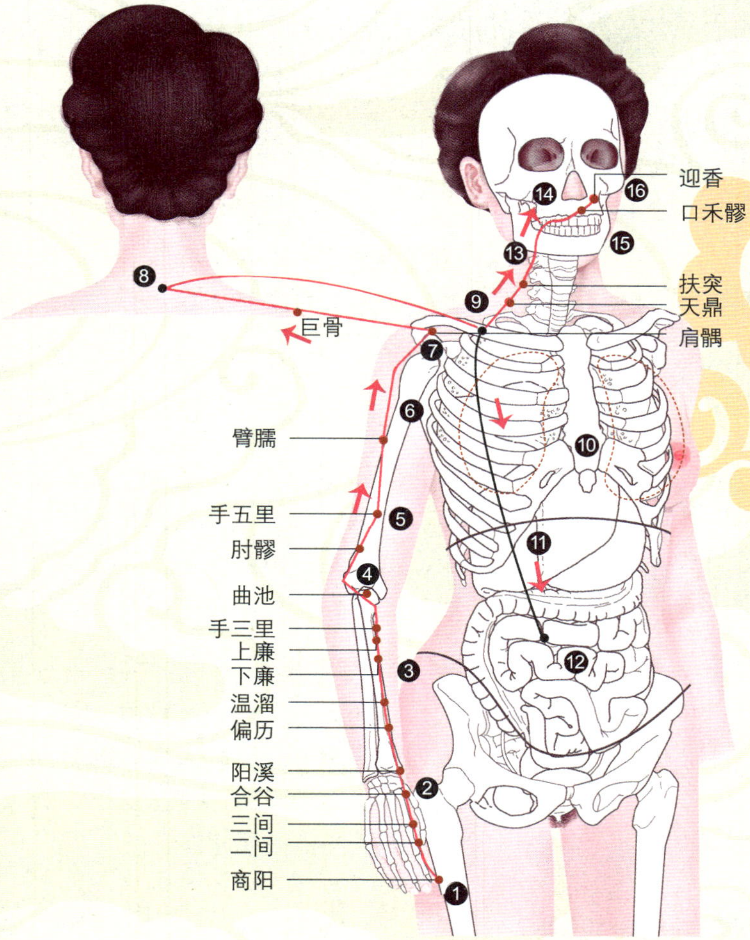


**循行路线**

手阳明大肠经起于食指末端（商阳）（见①），沿食指桡侧缘（二间、三间）向上，通过第1、第2掌骨之间（合谷）（见②），进入两筋（拇长伸肌腱和拇短伸肌腱）之间（阳溪），沿前臂桡侧（偏历、温溜、下廉、上廉、手三里）（见③），进入肘部外侧（曲池、肘髎）（见④），再沿上臂外侧前缘（手五里、臂臑）（见⑤），上走肩端（见⑥），沿肩峰前缘（见⑦）向上交会颈部（大椎）（见⑧），再向下入缺盆（锁骨上窝部）（见⑨），联络肺（见⑩），通过横膈（见⑪），属于大肠（见⑫）。

**缺盆部支脉：**从锁骨上窝上行颈旁（天鼎、扶突）（见⑬），通过面颊，进入下齿龈（见⑭），回绕至上唇，交叉于人中（水沟）——左脉向右，右脉向左（见⑮），分布在鼻孔两侧（迎香），与足阳明胃经相接（见⑯）。

# 全面介绍手阳明大肠经腧穴

## 商阳

【穴解】商，指漏刻（古代的计时器）；阳，指阳气。大肠经的经气至此穴时向外喷射出体表，此穴犹如一个漏刻滴孔，故名商阳。

【部位/取穴】此穴位于食指末节桡侧，距指甲根角0.1寸处。

【功能主治】◎清热利咽：上吐下泻，咽喉肿痛，耳聋，牙痛。
◎开窍醒神：热病，昏迷，中风。
◎活络通经：手指麻木，胸口疼痛。

## 二间

【穴解】二，指较小；间，指间隔、空隙。此穴位于较小的空隙之处，故名二间。

【部位/取穴】此穴位于食指。微握拳时，在第2掌指关节前缘，桡侧赤白肉际处取穴。

【功能主治】◎清热泻火：胃火，牙痛，鼻出血，口歪，咽喉肿痛，热病，口干舌燥。
◎开窍醒神：目昏不见。

## 三间

【穴解】三，与二相比稍大；间，指间隔、空隙。此穴位于比二间稍高的空间层次，故名三间。

【部位/取穴】此穴位于食指，微握拳时，在食指第2掌指关节后缘，桡侧的凹陷处取穴。

【功能主治】◎清热利咽：咽喉肿痛，牙痛，眼痛，发热，便秘。
◎通腹行气：腹胀，肠泻，消化不良。

## 合谷

【穴解】合，交结、合拢；谷，指山谷。此穴位于拇指、食指相合处，此处犹如深谷，故名合谷，又名虎口、容谷、合骨、含口。

【部位/取穴】此穴位于手背。取穴：侧腕对掌，自然半握拳，第1、2掌骨间，第2掌骨桡侧的中点处即此穴，或将拇指和食指张成45°，骨头延长角的交点处即此穴。

【功能主治】◎清热利咽，疏散风热：感冒，咽炎，扁桃体炎。
◎醒脑开窍：头痛，鼻炎，牙痛，耳聋，耳鸣，三叉神经痛，面肌痉挛，面神经麻痹，癔症，癫痫，精神病，中风偏瘫，小儿惊厥。
◎通经活络，止痛：腰扭伤，落枕，腕关节痛。
◎润肠通便：呃逆，腹痛，便秘，消化不良。
◎其他疾病：高血压，痛经，闭经，还可用于催产。

## 阳溪

【穴解】肉之小会为溪。凡经气行至凹隙处的穴位，就取名溪、谷、渊、池、泉。由于此穴在腕骨阳侧内缘凹隙之中，故名阳溪。

【部位/取穴】此穴位于腕背横纹桡侧，拇指向上翘时，在拇短伸肌腱与拇长伸肌腱之间的凹陷中。

【功能主治】清热泻火，通络止痛：头痛，目赤肿痛，耳聋，耳鸣，牙痛，咽喉肿痛，手腕痛。

## 偏历

【穴解】偏，指偏离；历，指经过。此穴偏离其主干而与手太阴肺经沟通，故名偏历。

【部位/取穴】此穴位于前臂背面桡侧，屈肘时，在阳溪与曲池的连线上，腕背侧远端横纹上3寸处。

【功能主治】◎清热利咽：目赤，耳鸣，鼻出血，咽喉肿痛。
◎通经活络，利水消肿：手臂酸痛，水肿。

## 温溜

【穴解】温，意为温热；溜，指悄悄地走失。从偏历传来的上部之气在此穴缓缓地散热蒸发，犹如悄悄地溜走一般，故名温溜。

【部位/取穴】此穴位于前臂背面桡侧，屈肘时，在阳溪与曲池的连线上，腕背侧远端横纹上5寸处。

【功能主治】◎调理肠胃：肠鸣，腹痛，消化不良，胃胀，胃溃疡。
◎清热利咽，通经活络，消肿止痛：头痛，面肿，咽喉肿痛，疔疮，肩背酸痛。

## 下廉

【穴解】下，与上相对，指下部或下方；廉，有廉洁、清明之意。可见，下廉是清肠毒的好穴位，可以用于防治便秘。

【部位/取穴】此穴位于前臂背面桡侧，在阳溪与曲池的连线上，肘横纹下4寸处。

【功能主治】◎开窍醒神，通络止痛：头痛，眩晕，目痛，肘臂痛。
◎调理肠胃：腹胀，腹痛，便秘。

## 上廉

【穴解】廉，指边侧。曲肘侧置，穴在前臂桡侧内缘，下廉上方，故名上廉。

【部位/取穴】此穴位于前臂背面桡侧，在阳溪与曲池的连线上，肘横纹下3寸处。

【功能主治】◎开窍醒脑，通络止痛：头痛，肩臂酸痛，半身不遂，手臂麻木。

◎调理肠胃，疏通腑气：肠鸣、腹痛，便秘。

## 手三里

【穴解】手，指手部；里，可作寸解。此穴至肘尖处为3寸，且此穴能治上、中、下三部之病，故名手三里。

【部位/取穴】此穴位于前臂背面桡侧，在阳溪与曲池的连线上，肘横纹下2寸处。

【功能主治】◎祛热消肿：牙痛，面肿，口干。
◎通经活络，止痛：上肢不遂，肘臂痛，肩背痛。
◎调理肠胃：腹泻，消化不良。

## 曲池

【穴解】曲，意为弯曲；池，指水停聚之处。此穴在肘臂屈曲时肘横纹端凹陷如池之处，经气至此，犹如水之入池，故名曲池。

【部位/取穴】此穴位于肘横纹外侧端，屈肘时，在尺泽与肱骨外上髁连线的中点处。

【功能主治】◎调和营卫，疏风清热：咽喉肿痛，牙痛，热病。
◎通经活络，止痛：上肢不遂，手臂肿痛，关节疼痛。
◎调理肠胃：上吐下泻，便秘。

## 肘髎

【穴解】肘，指肘部；髎，指孔隙。手阳明大肠经经水至此穴后从孔隙流向下面，故名肘髎。

【部位/取穴】此穴位于臂外侧，屈肘时，在距曲池上方1寸的肱骨边缘处。

【功能主治】舒筋利节：肘臂部酸痛，四肢麻木，手脚挛急。

## 手五里

【穴解】手，指手部；里，可作寸解。从肘端向上量至此穴，正好5寸，故名手五里。

【部位/取穴】此穴位于臂外侧，在曲池与肩髃的连线上，曲池上3寸处。

【功能主治】通筋，散瘀止痛：肘臂挛痛。

## 臂臑

【穴解】臂，指胳膊，即从肩到腕的部分；臑，指肩下方的肌肉。此穴位于上臂三角肌下缘与肱骨交点处，故名臂臑。

【部位/取穴】此穴位于臂外侧，三角肌止点处，在曲池上7寸。

【功能主治】◎舒筋活络：肩臂痛，颈项拘挛。
◎清热明目：治疗各种目疾。

## 肩髃

【穴解】髃，同隅，意为角，为骨间陷隙。此穴位于肩角，在肩端部肩峰与肱骨大结节之间，故名肩髃。

【部位/取穴】此穴位于臂外侧，三角肌上，臂外展或向前平伸时，在肩峰前下方的凹陷处。

【功能主治】祛风热，利关节：肩臂挛痛不遂，隐疹。

## 巨骨

【穴解】巨，大也；骨，水也。此穴位于锁骨与肩胛冈之间的凹陷处，手阳明大肠经的经水聚集于此，故名巨骨。

【部位/取穴】此穴位于肩上部，在锁骨肩峰端与肩胛冈之间的凹陷处。

【功能主治】散瘀止痛：肩臂挛痛不遂，瘰疬，瘿气。

## 天鼎

【穴解】天，头面、皮部；鼎，炉鼎。手阳明大肠经的经水受热气化并上行，如鼎内之水被加热一般，故名天鼎。

【部位/取穴】此穴位于颈外侧部，胸锁乳突肌后缘，在喉结旁，扶突与缺盆连线的中点上。

【功能主治】◎理气开瘀，清咽利膈：声音嘶哑，咽喉肿痛，咳嗽。

◎活血通络，消肿止痛：肩周炎，上臂不举，肩胛炎。

## 扶突

【穴解】扶，两旁相扶；突，高起之处。此穴在咽喉两旁，与水突相近，故名扶突。

【部位/取穴】此穴位于颈外侧部，喉结旁，在胸锁乳突肌前、后缘之间。

【功能主治】宣肺气，利咽喉：咳嗽，气喘，咽喉肿痛，瘰疬，瘿气。

## 口禾髎

【穴解】口禾髎，又名禾髎。禾，细长之物；髎，孔隙。手阳明大肠经体表经水由此穴回归手阳明大肠经体内经脉。

【部位/取穴】此穴位于上唇部，从鼻孔外缘直下，横平水沟，在水沟旁0.5寸处。

【功能主治】祛风清热，开窍：鼻塞，口眼歪斜，口噤。

## 迎香

【穴解】迎，迎接；香，芳香。因此穴能通鼻塞、知臭香，故名迎香。

【部位/取穴】此穴位于面部，鼻翼外缘中点旁，鼻唇沟中。

【功能主治】散风清热，宣通鼻窍：鼻塞，口眼歪斜，面痒。

# 手少阳三焦经

## 全面解析手少阳三焦经

在认识手少阳三焦经前，我们先一起认识一下三焦。三焦是人的体腔，包括上焦、中焦和下焦。上焦是膈以上的部位，包括心、肺等；中焦是膈以下、脐以上的部位，包括脾、胃等；下焦是脐以下的部位，包括肾、膀胱、大肠和小肠等。

手少阳三焦经是循行于手臂外侧的一条重要经脉，掌管人体诸气——人体诸气皆通过三焦而被输送到各脏腑。本经通百脉，是人体气血运行的要道。本经共有23个穴位，其中有13个穴位分布在上肢背面，10个穴位在颈部、耳郭后缘、眉毛外侧端，首穴为关冲，末穴为丝竹空。

### 主治病症

本经腧穴主治热病、头面五官病症和本经经脉循行部位的病症，如头痛、耳聋、耳鸣、目赤肿痛、面肿、水肿、小便不利、遗尿及肩臂外侧疼痛等。

### 保健方法

◎循经按揉或敲击。循经按揉或敲击手少阳三焦经可以缓解其循行部位的病症。

◎按揉重点穴位。临床上，一般以针灸手少阳三焦经来治疗发热、外感风寒或者面瘫及耳聋耳鸣等疾病，但这种方法并不适用于自我保健。

### 手少阳三焦经的最佳保健时段

手少阳三焦经的气血在亥时（21时—23时）最旺盛。此时，可以按摩该经；也可以伸伸懒腰，这有助于按摩该经的原穴，以调理三焦。此外，有心肾疾病、低血压、低血糖、阳气虚者，应在此时服药，以预防夜半病发；睡前要少喝水，尤其容易患水肿的人睡前不宜多喝水；此时还是入睡的最佳时期。

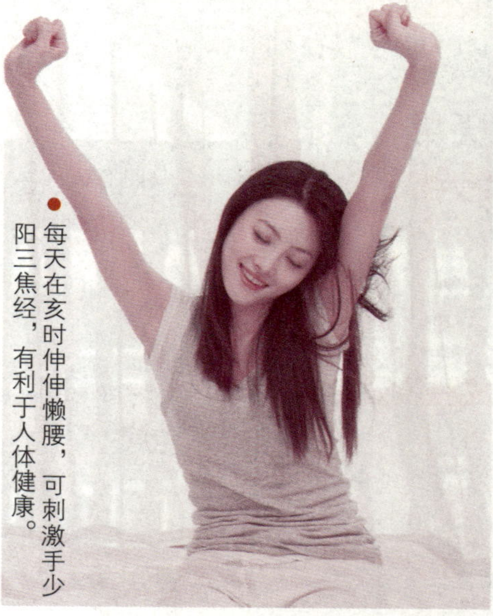

每天在亥时伸伸懒腰，可刺激手少阳三焦经，有利于人体健康。

# 手少阳三焦经

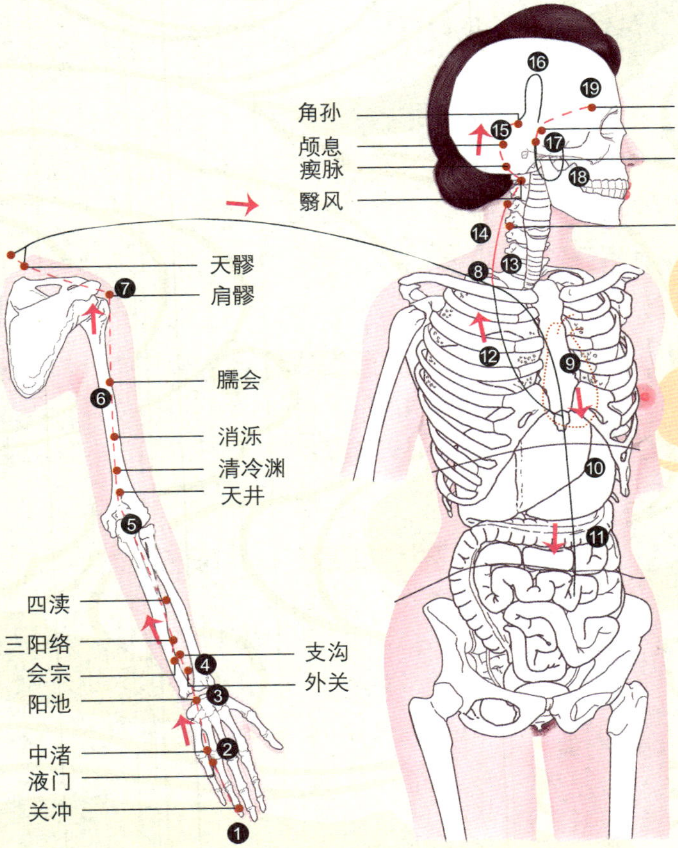


**循行路线**

手少阳三焦经起于无名指末端（关冲）（见①），向上行于小指与无名指之间（液门）（见②），沿着手背（中渚、阳池）（见③），出于前臂外侧两骨（尺骨、桡骨）之间（见④），向上通过肘尖（见⑤），沿上臂外侧（见⑥），向上通过肩部，交出于足少阳胆经的后面（见⑦），向前进入缺盆（见⑧），分布于胸中，联络心包（见⑨），向下通过横膈（见⑩），从胸至腹，属于上、中、下三焦（见⑪）。

**胸中支脉：**从膻中上行（见⑫），出于锁骨上窝（见⑬），向上行于后项部（见⑭），联系耳后（见⑮），直上出于耳上方，到额角（见⑯），再曲而下行至面颊，到达目眶下（见⑰）。

**耳后支脉：**从耳后入耳中，出走耳前，经过上关前，与前脉交叉于面颊部（见⑱），到达外眼角，与足少阳胆经相接（见⑲）。

## 全面介绍手少阳三焦经腧穴

### 关冲

【穴解】关，弯也。无名指由于不能单独伸直，因此又叫环指。关冲在弯曲的指端，且在少冲、中冲之间，故而得名。

【部位/取穴】此穴位于手指末端，在无名指末节尺侧，距指甲根角0.1寸处。沿无名指尺侧缘和基底部各作一平线，于相交处取穴。

【功能主治】◎泻热开窍：头痛，寒热，头晕目眩，心痛，心烦，昏厥，目痛，口干，口苦。

◎清利喉舌：舌卷，舌缓不能语，喉痹，咽痛。

◎活血通络：肩背痛，臂痛，肘痛。

### 液门

【穴解】液，液体，经水；门，出入的门户。意为手少阳三焦经的经气在此散热冷降，化成下部经水，故名液门。

【部位/取穴】此穴位于手背部，在第4、5指之间，指蹼缘后方赤白肉际处。

【功能主治】◎清头目：头痛，目赤，耳聋，咽喉肿痛。

◎利三焦：疟疾。

◎通络止痛：前臂肌痉挛或疼痛，手背痛，颈椎病，肩周炎。

### 中渚

【穴解】水中可居处叫洲渚，而手少阳三焦经居于手三阳经的中间，经气通过此处走向阳池，犹水流成渚，故名中渚。

【部位/取穴】此穴位于手背部，无名指第4掌指关节的后方，第4、5掌骨间的凹陷处。液门直上1寸，在第4、5掌指关节后方凹陷中取穴。

【功能主治】◎开窍益聪：头痛，目赤，耳鸣，耳聋。

◎清热生津：热病，消渴，咽喉肿痛，疟疾。

◎通络止痛：手指屈伸不利，手臂、肩背疼痛。

### 阳池

【穴解】阳，指手少阳；池，指停聚之处。此穴承接中渚之气，并使经气在此处停留，故名阳池。

【部位/取穴】此穴位于腕背侧远端横纹中，指伸肌腱的尺侧缘凹陷中。

【功能主治】◎清热泻火：目赤肿痛，耳聋，咽喉肿痛。

◎益阴增液，通调三焦：消渴。

◎通络止痛：腕痛。

## 外关

【穴解】外，指前臂外侧；关，意为关要。此穴与内关相对，是手少阳三焦经与手厥阴心包经联络的关要之处，故名外关。

【部位/取穴】此穴位于前臂背侧，在阳池与肘尖的连线上，腕背侧远端横纹上2寸，尺骨与桡骨之间，可与内关相对取穴。

【功能主治】◎清热解表：头痛，感冒，面痛，目赤肿痛，耳鸣，耳聋。
◎行气开郁：胸胁疼痛。
◎通经活络：上肢痿痹，小儿麻痹后遗症。

## 支沟

【穴解】支，树枝的分叉；沟，沟渠。手少阳三焦经的气血在此处吸热扩散，扩散之气如树枝的分叉，故名支沟。

【部位/取穴】此穴位于前臂背侧，在阳池与肘尖的连线上，腕背侧远端横纹上3寸，尺骨与桡骨之间，可与间使相对取穴。

【功能主治】清利三焦，通腑降逆，行气开郁：便秘，热病，胁肋疼痛，落枕，小便困难。

## 会宗

【穴解】会，会合也；宗，为老、尊、长也。此穴意指手少阳三焦经的阳气在人体上部汇合，如宗气之所汇，故名会宗。

【部位/取穴】此穴位于前臂背侧，在腕背侧远端横纹上3寸，支沟的尺侧，尺骨的桡侧缘。

【功能主治】◎清利三焦，安神定志：耳聋，耳鸣。
◎疏通经络：上肢痹痛。

## 三阳络

【穴解】三阳，指手三阳经的气血物质；络，有联络之意。此穴有联络手三阳经气血的作用，故名三阳络。

【部位/取穴】此穴位于前臂背侧，腕背侧远端横纹上4寸，尺骨与桡骨之间。

【功能主治】◎舒筋通络：闪挫腰痛，手臂疼痛而不能上举。
◎开窍镇痛：暴喑，急性失聪，牙痛。

## 四渎

【穴解】沟渠较大者谓之渎，因此古人称江、淮、湖、济为“四渎”。三焦为决渎之官，其经气循行到此处，如流水集注，故名四渎。

【部位/取穴】此穴位于前臂背侧，在阳池与肘尖的连线上，肘尖下5寸，尺骨与桡骨之间。

【功能主治】◎开窍聪耳，清利咽

喉：耳聋，暴喑，牙痛，咽喉肿痛，偏头痛。

◎通络止痛：上肢痹痛。

## 天井

【穴 解】天，上部；井，孔隙通道。此穴在上臂尺骨鹰嘴之上居天位，其处凹陷颇深，犹似深井，故而得名。

【部位/取穴】此穴位于臂外侧，屈肘时，在肘尖直上1寸凹陷处。

【功能主治】◎行气散结：瘰疬，瘿气，疮肿。

◎宁心安神：癫痫，惊悸，中风。

◎通络止痛：肩臂疼痛或麻木，肘痛，胸胁胀痛。

## 清冷渊

【穴 解】清，清静；冷，寒冷；渊，深渊。手少阳三焦经的经气散热冷降至此穴后进一步散热冷降，冷降后的水湿云气位于天之下部，好像固定不变的寒冷深渊一般，因此叫清冷渊。

【部位/取穴】此穴位于臂外侧，肘尖与肩峰角连线上，肘尖直上2寸，可于天井上1寸处取穴。

【功能主治】◎疏散风寒：发热恶寒，头痛，黄疸，颈椎病，目痛，胁痛。

◎通经止痛：肩臂疼痛。

## 消泺

【穴 解】消是溶解、消耗的意思，泺是浅水的意思。顾名思义，消泺就是具有祛湿泻火作用的穴位。

【部位/取穴】此穴位于臂外侧，在清冷渊与臑会连线的中点处。

【功能主治】清热安神，活络止痛：头痛，头晕，颈项强痛，臂痛，背肿，癫痫，牙痛。

## 臑会

【穴 解】上臂为“臑”；会，会合。手少阳三焦经和阳维脉交会于此穴，此穴又在上臂，故名臑会。

【部位/取穴】此穴位于臂外侧，在肘尖与肩的连线上，肩下3寸，三角肌的后下缘。

【功能主治】◎化痰散结：清痰，瘿气，瘰疬。

◎通络止痛：上肢痿痹。

## 肩髎

【穴 解】肩，肩部；髎，孔隙。手少阳三焦经的经气在此化雨冷降，归于下部，冷降的雨滴如从孔隙中漏落一般，故名肩髎。

【部位/取穴】此穴位于肩后方，当臂外展时，在肩峰后下方的凹陷处。取穴时上臂外展平举，肩关节部即可出现两个凹陷，后面的一个凹陷即此穴。

【功能主治】祛风湿，通经络：肩臂挛痛不遂，肩重不能上举。

## 天髎

【穴解】天，指高处；髎，骨隙。此穴位于肩胛骨上角处，故名天髎。

【部位/取穴】此穴位于肩胛部，肩井与曲垣的中间，肩胛骨上角处。

【功能主治】祛风除湿，通经止痛：颈项强痛，缺盆疼痛，肩臂疼痛，胸中烦满，热病无汗，发热恶寒。此外，此穴还可用于改善焦虑、烦躁等情绪。

## 天牖

【穴解】天，指人体上部，也指阳气；牖，指窗户。此穴在天柱和完骨之间的发际上，就像手少阳三焦经气血上行至人体上部的窗户，故名天牖。

【部位/取穴】此穴位于颈侧部，乳突的后方直下，横平下颌角，胸锁乳突肌的后缘。

【功能主治】◎清利头目，消痈散结：头痛，项强，目痛，耳聋，瘰疬，面肿。

◎通经活络：颈背部肌肉痉挛。

## 翳风

【穴解】翳，指遮蔽；风，指气动。此穴在耳后凹陷中，四周隆起，能治风证，故名翳风。

【部位/取穴】此穴位于耳垂后方，乳突与下颌角之间的凹陷处。耳垂微向内折，可于乳突前方凹陷处取穴。

【功能主治】◎聪耳通窍，散内泄热：耳鸣，耳聋，口眼歪斜，牙关紧闭，牙痛。

◎行气降逆，消痈散结：呃逆，瘰疬，面颊肿。

## 瘈脉

【穴解】瘈，原指犬的发狂之状，在此指穴内气血的急速运行之状；脉，指经脉中的气血。颅息下传而来的水湿之气和翳风上传的阳热风气相会后，水湿之气吸热并急速胀散冲至穴外，这个过程犹如犬发狂时的狂奔之状，故名瘈脉。

【部位/取穴】此穴位于头部，耳后乳突中央，角孙至翳风之间，沿耳轮连线的上2/3与下1/3的交点处；可在耳后的发际与外耳道口平齐处取穴。

【功能主治】◎息风解痉：小儿惊痫、惊恐。

◎活络通窍：耳聋，耳鸣，视物不清，头痛等。在用此穴治疗小儿惊痫、呕吐、泻痢时，主要用放血的方法，即在穴位处或穴位周围的络脉处以三棱针点刺放血。

## 颅息

【穴解】颅，原指头盖骨，此处指头顶的冷降水气；息，停息。手少阳三焦经的头顶水气至此穴后进一步散热冷降，如风停气止之状，故名颅息。

【部位/取穴】此穴位于头部，在角孙与翳风之间，沿耳轮连线的上1/3与下2/3的交点处。

【功能主治】◎通窍聪耳：头痛，耳鸣，耳聋。
◎泻热镇惊：小儿惊痫。

## 角孙

【穴解】角，意为边侧，此处指耳上角；孙，指支别之络。此穴在耳上角，位于手少阳经支脉别行之小络脉处，故名角孙。

【部位/取穴】此穴位于头部，折耳郭向前，在耳尖直上，入发际处。

【功能主治】清热消肿，散风止痛：视力模糊，牙痛，痄腮，偏头痛。

## 耳门

【穴解】耳，指耳部；门，指门户。此穴是手少阳三焦经气血出入耳的门户，故名耳门。

【部位/取穴】此穴位于面部，在耳屏上切迹的前方、下颌骨髁状突后缘，张口有凹陷之处。

【功能主治】利窍聪耳，泄热活络：耳鸣，耳聋，牙痛。

## 耳和髎

【穴解】和，调和；髎，骨之缝隙。耳和则能听音，同时由于此穴在耳前骨后凹陷中，故名耳和髎。

【部位/取穴】此穴位于头侧部，在鬓发后缘，平耳根前方，颞浅动脉的后缘；也可以在耳门前上方，平耳郭根之前方，鬓发后缘之动脉搏动的地方取穴。

【功能主治】祛风通络，解痉止痛：头痛，耳鸣，牙关紧闭。

## 丝竹空

【穴解】丝，意为细；空，指孔窍。此穴在眉梢外侧端，谓眉形有如细小的竹叶，故名丝竹空。

【部位/取穴】此穴位于面部，眉梢凹陷处。

【功能主治】◎清利头目：头痛，目赤肿痛，眼睑瞤动，目眩。
◎安神镇惊：面神经麻痹，视神经萎缩，癫狂，癫痫。

## 经络养生小课堂

### 手少阳三焦经保健名穴——天牖

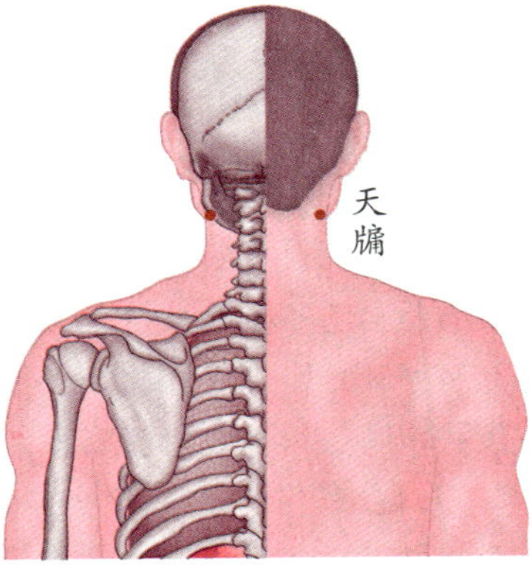


天牖是颈项的八大要穴之一，主要作用是清利头目、消痈散结、通经活络，多用于治疗耳目疾病、头项肩背痛，对于治疗颈源性头痛尤其有效。

按摩天牖还有爽神健脑的作用，因为这个穴位通往大脑的血管和神经束相当多。如果按压时感到穴位有些发硬，就说明通往头部的血液循环不太好，而当把天牖压得有些发软时，就会感到大脑轻松舒服。按压时应由轻到重，按压约5秒钟后迅速松开手指，间隔约3秒钟后再压下，反复做10～15 次。

**增强效果的颈部按摩操**

按摩天牖尤其适合常坐在电脑前的人们，若配合颈部按摩操，则可有效疏通经络，促进颈部的血液循环，增强颈部肌肉的力量，避免颈椎生理弧度变形。

（1）静坐，轻闭口目，头部稍向前倾。

（2）右手五指合拢，置于后颈，大鱼际紧贴大椎位置，顺时针用力按摩25次；换用左手逆时针按摩25次。两手交替按摩2～3次。

（3）按左右两侧颈部肌肉：右手五指合拢，从颈后至左侧颈部肌肉处按摩20～30次；换左手按摩右侧颈部肌肉20～30次。

（4）用双手掌根按摩后颈同侧颈部肌肉，从颈椎处按摩至后脑的位置，用两手拇指和鱼际着力，一上一下，反复按摩30～50次。

**针刺天牖的方法**

医生在手少阳三焦经颈段轻轻推拿时，经常用拇指指端对准患侧的天牖，向健侧的同名穴顶推，若压痛点消失，表明成功，若压痛点仍在，则可再施针刺1次，或者在手太阳小肠经的天容和阿是辅以针刺亦可奏效。手法分为弱、中、强三种，可因个人体质而异，隔日1次，1～3次即可痊愈。

此外，指压天牖可疏通经气，调畅气血，从而达到止痛的目的。

# 手太阳小肠经

## 全面解析手太阳小肠经

手太阳小肠经是循行于手臂外侧的经脉，属于小肠。而心与小肠相表里，因此，心脏疾病往往在手太阳小肠经上有所体现。按摩手太阳小肠经的穴位也可以有效地治疗心脏疾病。

本经共有19个穴位，其中8个穴位分布在上肢背面的尺侧，11个穴位在肩、颈、面部，首穴为少泽，末穴为听宫。

### 主治病症

本经穴位主治头项病症、五官病症、热病、神志病及本经循行部位的病症，如颈项痛、肩臂痛、耳聋、目黄、咽喉肿痛、癫狂及肩臂外侧后缘痛等。

### 保健功效

◎适度按摩手太阳小肠经，可促进食物中的营养被吸收，糟粕被及时排出体外；使得人体气血充足，新陈代谢正常，从而使人体的各项生理功能得以正常运转。

◎心与小肠相表里，心藏神，主神志活动，所以手太阳小肠经上的许多穴位都可以用于治疗神志病，有安神定志的功效。经常刺激手太阳小肠经上的穴位可以促进手少阴心经的气血运行，改善心脏的功能，从而降低患心血管疾病的概率。

◎手太阳小肠经还可用于治疗热证。因为心与小肠相表里，所以临床上经常用泻小肠的方法来去心火。中医上讲“小肠主液”，心火旺时，会引发口舌生疮、舌尖红痛等症。这时可以用利小便的方法来治疗，如泡一点竹叶喝（可以加一点冰糖），这样热自然就通过小便被导出来了。

◎手太阳小肠经的经脉循行经过颈肩部。根据“经脉所过，主治所及”的原理，手太阳小肠经上的穴位都能用于治疗颈肩部的病症；又根据“腧穴所在，主治所在”的原理，手太阳小肠经颈肩部的穴位有助于治疗颈肩部疾患。因此，经常按揉手太阳小肠经可以治疗肘、臂、颈、肩、背酸麻疼痛这类小毛病。

◎按揉手太阳小肠经上的臑俞、天宗等腧穴还可以对关节的屈伸不利和周围软组织疾病起到辅助治疗作用。

### 手太阳小肠经的最佳保健时段

手太阳小肠经在未时最为旺盛，即在13时—15时。此时阳气开始下降，阴气开始上升，因此这段时间是按揉手太阳小肠经穴位的最佳时段。

# 手太阳小肠经

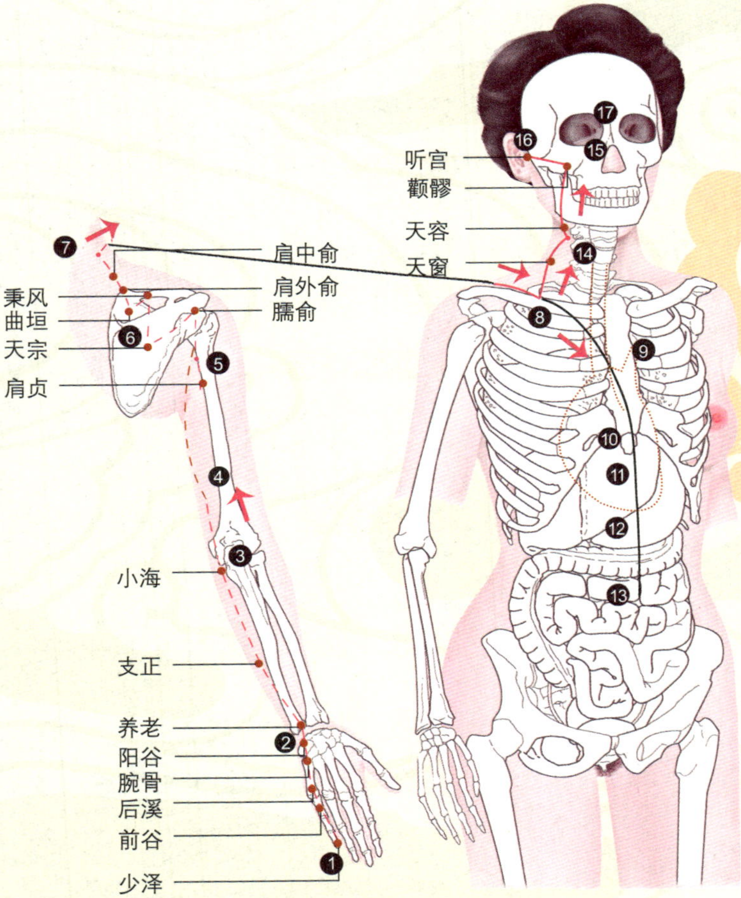


**循行路线**

手太阳小肠经起于手小指尺侧端（少泽）（见①），沿手背尺侧上行至腕部，直上出于尺骨茎突（见②），沿前臂外侧后缘上行，经过尺骨鹰嘴与肱骨内上髁之间（见③），沿上臂外侧后缘（见④）出于肩关节（见⑤），绕行肩胛骨（见⑥），左右两脉交会于督脉的大椎（见⑦），再向下进入缺盆（见⑧），联络于心（见⑨），向下再沿食管（见⑩），通过膈肌（见⑪），到达胃（见⑫），属于小肠（见⑬）。

**缺盆部支脉：**沿颈部上至面颊（见⑭），至目眶下（见⑮），转入耳中（听宫）（见⑯）。

**面颊部支脉：**上行到达目眶下，抵于鼻旁，至内眼角（睛明）（见⑰），与足太阳膀胱经相接。

## 全面介绍手太阳小肠经腧穴

### 少泽

【穴解】小肠主液，手太阳小肠经承少阴君火之气，行至本经得心火而化为阴柔冲和的经气，蒸蒸而生，阴阳相交，润泽全身。此穴在小指指甲旁，为手太阳小肠经受泽之初，故名少泽。

【部位/取穴】此穴位于手小指，在小指末节尺侧，距指甲根角0.1寸处。

【功能主治】◎清热利咽，通络开窍：昏迷，热病，头痛，咽喉肿痛。
◎通乳：乳痈，乳汁不足。

### 前谷

【穴解】前，与后相对，指人体的前面；谷，指山谷。此穴所作用的人体部位为胸腹前部，故名前谷。

【部位/取穴】此穴位于手掌尺侧，在小指本节（第5掌指关节）前的掌指横纹，赤白肉际处。

【功能主治】◎清利头目：耳鸣，耳聋，目翳，鼻塞，鼻衄，咽喉肿痛，痄腮。
◎安神定志：癫狂，癫痫。
◎通经活络：前臂酸痛，肘挛，指不能握拳，指掌关节红肿，手指麻痒。

### 后溪

【穴解】后，与前相对，指人体的后背部位；溪，穴内气血流行的通路。穴内气血外行于腰背的督脉之部，即后背，故名后溪。

【部位/取穴】此穴位于手掌尺侧，微握拳时，在小指本节后的掌远侧横纹头（尺侧），赤白肉际处。

【功能主治】◎止痛通络：头项强痛。
◎聪耳宁神：耳鸣，耳聋，热病，疟疾，癫狂，癫痫。
◎清热利咽：目赤，目眩，咽喉肿痛。

### 腕骨

【穴解】此穴是手太阳小肠经的原穴，因接近腕骨而得名。

【部位/取穴】此穴位于手掌尺侧，第5掌骨基底与钩骨之间的凹陷处。

【功能主治】◎祛湿退黄：黄疸。
◎增液止渴：口干舌燥。
◎舒筋活络：项强，肘臂不能屈伸，指挛臂痛，手腕没有力气，半身不遂，腰痛。

### 阳谷

【穴解】阳，阳气；谷，山谷。此穴如同阳气的生发之谷，故名阳谷。

【部位/取穴】此穴位于手腕尺侧，在尺骨茎突与三角骨之间的凹陷中。

【功能主治】◎明目安神：目赤肿痛，目眩，癫狂妄言。
◎通经活络：颈额肿痛，胁痛，臂外侧痛，手腕痛，半身不遂。

## 养老

【穴解】养，意为有益。刺激此穴对老年人十分有益，故名养老。

【部位/取穴】此穴位于前臂背面尺侧，在尺骨小头近端桡侧凹陷中。掌心向下，先用一手的手指按在另一手尺骨小头的最高点上，然后掌心转向胸部，在手指滑入的骨缝中取穴。

【功能主治】◎清肝明目：目视不明，目赤肿痛。
◎舒筋活血：落枕，急性腰痛。

## 支正

【穴解】支，树木的枝；正，气血运行的道路。此穴为手太阳之络，正经由此别支而走少阴，故名支正。

【部位/取穴】此穴位于前臂背面尺侧，在阳谷与小海的连线上，腕背侧远端横纹上5寸处。

【功能主治】◎安神定志：癫痫，癫狂，易惊，好笑善忘。
◎清热解表：头痛，目眩，热病。
◎通经活络：项强，肘挛，手指疼痛、麻木，颌肿。
◎其他：疥疮，扁平疣，脂肪瘤。

## 小海

【穴解】小，意为微小，此处指手太阳小肠经；海，大海。手太阳小肠经的气血运行至此犹如水流入海，故名小海。

【部位/取穴】此穴位于肘内侧，尺骨鹰嘴与肱骨内上髁之间的凹陷中。

【功能主治】◎安神定志：癫狂，癫痫。
◎清热通络：肘臂疼痛、麻木。
◎其他：疡肿，腹痛，心烦气短。

## 肩贞

【穴解】肩，肩部；贞，有占卜问卦之意。手太阳小肠经的气血由此穴上行至阳气所在的人体较靠上的部位，但气血对人体上部的影响不确定，如需问卜一般，故名肩贞。

【部位/取穴】此穴位于肩关节后下方，臂部内收时，在腋后纹头上1寸处。

【功能主治】◎清头聪耳：耳鸣，耳聋，清脑。
◎通经活络：肩肿痛，手臂痛麻、不能举。此穴主要用于治疗本经所过的肢体病症和局部病症；当用于治疗耳鸣不闻时常配伍完骨，当用于治疗肩肿痛时常配伍关冲和肩髎。

## 臑俞

【穴解】臑，指肱骨上端；俞，指俞穴。此穴位于肱骨上端后上方，故而得名。

【部位/取穴】此穴位于肩部，在腋后纹头直上，肩胛冈下缘凹陷中。

【功能主治】◎舒筋活络：肩肿，肩臂酸痛无力。
◎化痰消肿：瘰疬。

## 天宗

【穴解】天，指上部；宗，指本，含中心之意。此穴在肩胛冈中点下窝正中，故名天宗。

【部位/取穴】此穴位于肩胛部，在冈下窝中央凹陷处，与第4胸椎相平。在肩胛冈下缘中点与肩胛骨下角连线上1/3与中1/3的交界处取穴。

【功能主治】◎祛风通络：肩胛疼痛，肘臂外后侧痛。
◎理气通乳：气喘，乳痈。

## 秉风

【穴解】秉，有掌握、主持的意思。因刺激此穴能治风证，故名秉风。

【部位/取穴】此穴位于肩胛部，肩胛冈中点上方冈上窝中，天宗直上，举臂有凹陷处。

【功能主治】◎散风活络：肩胛疼痛，上肢酸麻，项强不得四顾。
◎止咳化痰：咳嗽，痰多。

## 曲垣

【穴解】曲，意为隐秘；垣，指矮墙。手太阳小肠经经气中的脾土尘埃在此沉降堆积，如丘，如矮墙，故名曲垣。

【部位/取穴】此穴位于肩胛部，肩胛冈上窝内侧端，在臑俞与第2胸椎棘突连线的中点处。

【功能主治】舒筋活络，疏风止痛：肩胛部拘挛疼痛。

## 肩外俞

【穴解】肩，肩胛部；外，肩胛外部；俞，输。此穴位于肩胛的外部，胸内部的高温水湿之气由此外输手太阳小肠经，故名肩外俞。

【部位/取穴】此穴位于背部，第1胸椎棘突下，后正中线旁开3寸处。

【功能主治】舒筋活络，祛风止痛：颈项强急，肩背酸痛。

## 肩中俞

【穴解】肩，肩胛部；中，肩胛中部；俞，输。此穴位于背部肩中间的部位，胸内部的高温水湿之气由此外输手太阳小肠经，故名肩中俞。

【部位/取穴】此穴位于背部，第7颈椎棘突下，后正中线旁开2寸处。

【功能主治】◎解表宣肺：咳嗽，气

喘，寒热。

◎舒筋活络：肩背疼痛，落枕。

◎其他：目视不明。

## 天窗

【穴解】天，指头部；窗，指头的孔窍。此穴散热如同打开了天窗一般，故名天窗。

【部位/取穴】此穴位于颈外侧，胸锁乳突肌的后缘，扶突后与喉结相平处。

【功能主治】◎利咽聪耳：咽喉肿痛，耳聋，耳鸣，暴喑不能言，口眼歪斜。

◎舒筋活络：颈项强痛，手臂麻木、酸痛。

## 天容

【穴解】天，指头部；容，意为容纳、包容。手太阳小肠经的气血至此散热冷却，化为头部的云状气态物并聚集于穴内，如被此穴包容，故名天容。

【部位/取穴】此穴位于颈外侧，下颌角的后方，胸锁乳突肌的前缘凹陷中。

【功能主治】◎清热利咽：咽喉肿痛，咽中如梗，气喘，发热恶寒。

◎消肿降逆：颈项扭伤，项部疖肿，瘰疬。

## 颧髎

【穴解】颧，指颧骨；髎，指孔隙。因此穴位于颧骨下缘的凹陷中，故名颧髎。

【部位/取穴】此穴位于面部，于目外眦直下，在颧骨下缘的凹陷处。

【功能主治】祛风镇痉，清热消肿：口眼歪斜，眼睑跳动，面红耳赤，牙痛，下颌肿痛，三叉神经痛。

## 听宫

【穴解】听，指耳能听到声音；宫，为王者之所居。此穴在耳前，意为管理听力的高贵之处，故名听宫。

【部位/取穴】此穴位于面部，耳屏前，下颌骨髁状突的后方，张口时的凹陷处。

【功能主治】◎聪耳开窍：耳鸣，耳聋，牙痛。

◎安神定志：癫狂，癫痫。

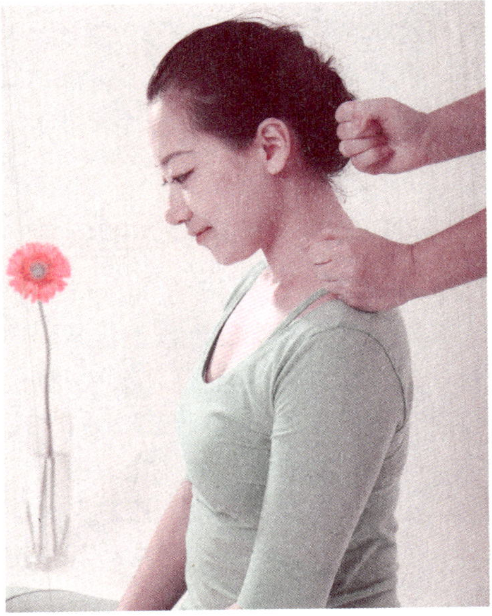

# 足阳明胃经

## 全面解析足阳明胃经

足阳明胃经是人体中一条很长的经脉，它从脚经腿前，沿腹胸一直到头，对人体的健康有着非常重要的作用。本经单侧45个穴位（双侧共90个穴位），15个穴位分布在下肢的前外侧面，30个穴位在腹、胸部和头面部。首穴为承泣，末穴为厉兑。

### 主治病症

足阳明胃经属于胃，络于脾，因此它和胃的关系最为密切，同时也和脾有关。足阳明胃经主治胃肠等消化系统疾病，同时对神经系统、呼吸系统、循环系统和经脉循行部位的病症也有较好的疗效。比如肠鸣、腹胀、腹泻、胃痛、呕吐、善饥易渴、牙痛、口眼歪斜、咽喉肿痛、胸部及下肢等本经循行部位的疼痛等。

### 足阳明胃经异常导致的疾病

如果足阳明胃经的气血运行出现异常，人常常会出现以下症状：高烧、出汗、头痛、咽喉肿痛、牙痛或口角歪斜、流浊鼻涕或流鼻血；易受惊、狂躁；吃得多但容易饿、胃胀、腹胀；膝部肿痛，胸部、腹部和大腿部、下肢外侧、足背、足中趾等处疼痛，中趾活动受限。

### 利用足阳明胃经保健的窍门

足阳明胃经循行于腿的两侧和胸腹部，所以揉搓敲打两腿或推摩胸腹都是保健的好方法。老年人消化不好的，宜常按摩腹部：可仰卧于床，以脐为中心，用手掌顺时针旋转按摩20次；也可在腹部用水袋热敷或艾灸。

### 足阳明胃经的最佳保健时段

辰时（7时—9时）足阳明胃经气血最旺。胃主受纳，腐熟水谷。《黄帝内经》上说："脾胃者，仓廪之官，五味出焉。"这里将脾胃的受纳运功能比成仓廪，可以摄入食物，并输出精微营养物质以供全身。足阳明胃经旺，则有利于消化系统的正常运行。此时除了应按时规律进食早餐，还可以循经按摩一下本经，以活化本经气血，增强消化系统的功能。

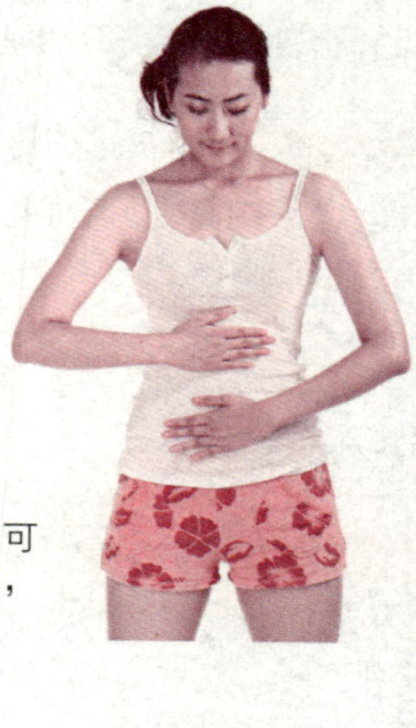

● 双手推摩腹部，可保健足阳明胃经，促进胃肠消化。

# 足阳明胃经

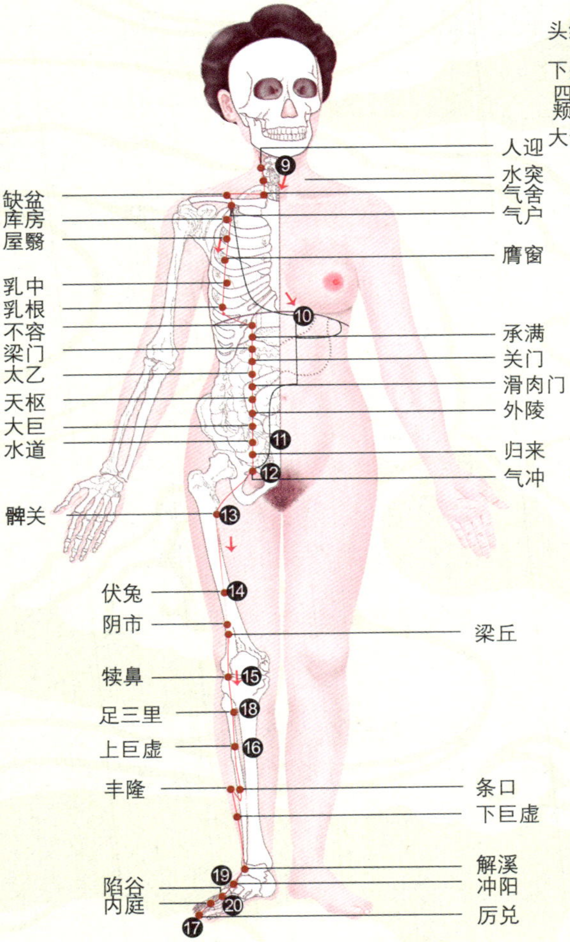


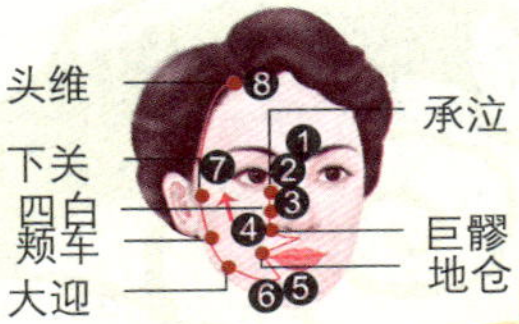


**循行路线**

足阳明胃经起于鼻翼两侧，上行到内眼角（见①），与足太阳经交会（见②），向下沿鼻外侧（见③）进入上齿中（见④），复出环绕口唇，向下左右两脉交会于颏唇沟处（见⑤），再向后沿口腮后方，出于下颌大迎（见⑥），沿下颌角上行耳前，经下关（见⑦），沿发际，到达前额（见⑧）。

**面部支脉：**从大迎前下方走到人迎，沿着喉咙进入缺盆部（见⑨），向下通过膈肌，属于胃，联络脾（见⑩）。

**缺盆部直行的支脉：**经乳头，向下夹脐旁，进入少腹两侧的气冲（见⑪）。

**胃下口部支脉：**首先沿腹部向下到气冲会合（见⑫），再沿大腿前侧下行（见⑬、⑭），下至膝盖（见⑮），沿胫骨外侧前缘（见⑯）下行至足背，进入足第2趾的外侧端（见⑰）。

**胫部支脉：**从外膝眼下3寸（足三里）处分出（见⑱），进入足中趾外侧（见⑲）。

**足背部支脉：**从足背分出，进入大趾内侧端，与足太阴脾经相接（见⑳）。

## 全面介绍足阳明胃经腧穴

### 承泣

【穴解】承有承受之意，泣为流泪之意。因此穴位于眼睛下，承载眼泪，故名承泣。

【部位/取穴】此穴位于面部，瞳孔直下，眼球与眼眶下缘之间。

【功能主治】◎散风清热，明目止泪：多泪，昏夜无见，目痛，口眼歪斜。
◎其他：呃逆，呕吐，急性腰扭伤，尿崩。

### 四白

【穴解】四，指四方；白，洁白，有光明之意。患眼病者按此穴则可四顾光明也，故名四白。

【部位/取穴】此穴位于面部，瞳孔直下，眼眶下缘凹陷中。

【功能主治】祛风明目：目赤肿痛，眼睑颤动，迎风流泪，夜盲，眩晕，口眼歪斜，头面疼痛，三叉神经痛。

### 巨髎

【穴解】巨，大；髎，孔隙。足阳明胃经上部浊气化作经水冷降后归于下部，降下的经水细小如雨，犹如从孔隙中漏落一般，而此穴覆盖的区域又大，故名巨髎。

【部位/取穴】此穴位于面部，瞳孔直下，横平鼻翼下缘，鼻唇沟外侧。

【功能主治】清热息风，明目退翳：面痛，口眼歪斜，眼睑颤动，目翳，目赤痛，青光眼，眶下肿痛，鼻塞，鼻衄，牙痛，唇肿，颊肿，颌肿。

### 地仓

【穴解】地，脾胃之土；仓，五谷存储之所。足阳明胃经上部诸穴的地部经水在此处聚散，故名地仓。

【部位/取穴】此穴位于面部，口角外侧。

【功能主治】祛风止痛，舒筋活络：唇不收，眼睑颤动，口角歪斜，牙痛，颊肿，小儿流涎。

### 大迎

【穴解】迎，意为血气旺盛。因为这个穴位有面动脉通过，所以被称为大迎。

【部位/取穴】在下颌角前方，咬肌附着部的前缘凹陷中，面动脉搏动处。闭口鼓腮，在下颌骨边缘现一沟形，按之有动脉搏动处即可取穴。

【功能主治】祛风通络，消肿止痛：牙关紧闭，口歪，颊肿，面肿，瘰疬，颈痛，舌强难言。

## 颊车

【穴解】颊，即面颊，指上颌骨；车，指下颌骨。此穴总载诸齿开合，如机轴转运，故名颊车。

【部位/取穴】此穴位于面颊部，下颌角前上方约1横指（中指），当闭口咬紧牙时咬肌隆起，放松时按之有凹陷处。

【功能主治】祛风活络，开牙关：牙痛，口眼歪斜，中风牙关紧闭，口噤不开，失音，牙痛不可嚼物，颈肿痛，痄腮。

## 下关

【穴解】下，指属阴、属下的浊重水湿；关，关卡。此穴有对上输头部的气血严格把关的作用，故名下关。

【部位/取穴】此穴位于面部耳前方，在颧弓与下颌切迹所形成的凹陷中，于耳屏前1横指（中指）处。在颧骨弓下的凹陷处即可取穴。此穴合口有孔，张口则孔闭。

【功能主治】消肿止痛，聪耳通络：面痛，牙痛，牙龈肿痛，牙关开合不利，口眼歪斜，耳聋，耳鸣，耳痛，颈肿，眩晕。

## 头维

【穴解】维，有维护之意。此穴位于头部额角入发际处，为阳明脉气所发，有维持头部正常秩序的作用，故名头维。

【部位/取穴】此穴位于头侧部，在额角发际直上0.5寸，头正中线旁开4.5寸处。

【功能主治】清头明目，止痛镇痉：偏头痛，正头痛，眩晕，迎风流泪，眼睑瞤动。

## 人迎

【穴解】人，原指民众，此处指胸腹部；迎，意为迎受。中医认为，头部为君，胸腹部、手足部为民，足阳明胃经的气血从此穴向胸腹以下的身体部位传输，故此穴名为人迎。

【部位/取穴】此穴位于颈部，喉结旁，在胸锁乳突肌的前缘，颈总动脉搏动处。

【功能主治】◎利咽散结：头痛，眩晕，咽喉肿痛。
◎理气降逆：胸满喘息，霍乱，呕吐，饮食难下。

## 水突

【穴解】水，指穴内的物质为人体下部的水液；突，突破。足阳明胃经的下部经水受心火之热大量气化，至此穴处犹如釜中之水受热时翻滚上突之状，故名水突。

【部位/取穴】此穴位于颈部，胸锁乳突肌的前缘，人迎与气舍连线的中点上。

【功能主治】◎清热利咽，化痰：瘿瘤，瘰疬，咽喉肿痛。
◎降逆平喘：咳逆上气，喘息气短不得卧，呃逆。

## 气舍

【穴解】舍，有来源之意。此穴为足阳明胃经经气的重要来源，故名气舍。

【部位/取穴】此穴位于颈部，锁骨内侧端的上缘，胸锁乳突肌胸骨头与锁骨头中间的凹陷中。

【功能主治】◎清咽利肺：咳逆上气，气喘，胸闷，咽喉肿痛。
◎理气止痛：肩部肿痛，颈项强痛。

## 缺盆

【穴解】不完整为“缺”，凹陷深处为“盆”。此穴在锁骨上窝的凹陷中，骨形如一个不完整的盆，故名缺盆。

【部位/取穴】此穴位于锁骨上窝中央，距前正中线4寸；可在乳中线上，锁骨上窝中点处取穴。

【功能主治】◎宽胸利膈：气喘，胸满，胸中热。
◎止咳平喘：咳嗽，咯血，咽喉肿痛。

## 气户

【穴解】户，指出入的通道。此穴为足阳明胃经的气血与外界交换的门户，故名气户。

【部位/取穴】此穴位于胸部，锁骨中点下缘，距前正中线4寸处。

【功能主治】理气宽胸，止咳平喘：气喘，咳嗽，胸胁胀满，咽喉肿痛，呃逆，呕血。

## 库房

【穴解】库房，储物的仓库。因足阳明胃经气血中的五谷精微物质在此穴屯存，故名库房。

【部位/取穴】此穴位于胸部，第1肋间隙，距前正中线4寸处；可在乳中线上第1肋间隙中取穴。

【功能主治】利气宽胸，降逆平喘：咳嗽，气喘，咳吐脓血，胸胁胀痛，肺炎，胸膜炎。

## 屋翳

【穴解】屋，指地面建筑；翳，隐蔽，亦有华盖之意。肺为华盖，穴主肺疾，内应于肺。此穴有下部气化之气为胸部提供卫外屏障，故名屋翳。

【部位/取穴】此穴位于胸部，第2肋间隙，距前正中线4寸；可在乳中线上第2肋间隙中取穴。

【功能主治】◎止咳化痰：咳嗽，气喘，咳吐脓血，胸胁胀满。
◎消痈止痒：遍身风骚痒，皮肤痛不可沾衣，乳痈。

## 膺窗

【穴解】膺，指胸部。此穴如胸腔与体表间气血物质交流的一个窗口，故名膺窗。

【部位/取穴】此穴位于胸部，第3肋间隙，距前正中线4寸处；可在乳头直上，第3肋间隙中取穴。

【功能主治】◎止咳宁嗽：咳嗽，气喘，胸胁胀痛，气短。
◎消肿清热：乳痈，唇肿。

## 乳中

【穴解】乳，乳房也；中，正也。此穴位于乳头中央，故名乳中。

【部位/取穴】此穴位于胸部，第4肋间隙，乳头中央，距前正中线4寸处。此穴一般不做针灸，多被用作胸腹部取穴的定位标志。

【功能主治】◎调气醒神，通窍明目。
◎改善性冷淡，丰胸，调理月经不调，缓解乳汁分泌不足的现象。

## 乳根

【穴解】此穴位于乳房的根部，故名乳根。

【部位/取穴】此穴位于胸部，乳头直下，乳房根部，第5肋间隙，距前正中线4寸处；可在乳头直下，第5肋间隙中取穴。

【功能主治】◎通乳化瘀：乳痈，乳汁少。
◎宣肺理气：咳嗽，吐脓血，胸闷，胸部肿痛，呃逆，反胃吐食，腹胀。

## 不容

【穴解】喻水谷至此已满，不能再容纳。又穴内应胃之上口，主治腹满不能受纳水谷，故以为名。

【部位/取穴】此穴位于上腹部，脐中上6寸，距前正中线2寸；可在脐上6寸，巨阙旁开2寸处取穴。

【功能主治】◎理气止痛：胸口痛，胸背部隐痛，胁下痛。
◎调中和胃：胃痛，呕吐，腹胀，肠鸣，呕血，口干，痞积。
◎其他：疝气，雀目。

## 承满

【穴解】承，受也；满，指满盛。足阳明胃经下部的经水因在此满溢而行，故名承满。

【部位/取穴】此穴位于上腹部，脐中上5寸，距前正中线2寸；可在上脘（任脉）旁开2寸处取穴。

【功能主治】理气，和胃，平喘：胃痛，呕吐，呕血，腹胀，肠鸣，痢疾，食欲不振，饮食不下，大便溏泻，哮喘，胁下紧痛。

## 梁门

【穴 解】梁，屋顶的横木；门，出入的通道。此穴有约束经水向下流行的作用，经水下行时呈满溢之状，犹如跨梁而过，故名梁门。

【部位/取穴】此穴位于上腹部，脐中上4寸，距前正中线2寸；可在中脘（任脉）旁开2寸处取穴。

【功能主治】和胃理气，健脾调中：胃病，呕吐，食欲不振，大便溏泻，胁腹胀满。

## 关门

【穴 解】关，关卡；门，出入的门户。足阳明胃经中的脾土物质在此穴屯驻，犹如被关卡卡住一般，故名关门。

【部位/取穴】此穴位于上腹部，脐中上3寸，距前正中线2寸；可在建里（任脉）旁开2寸处取穴。

【功能主治】◎调理肠胃，涩肠止泻：腹痛，腹胀，肠鸣，腹泻。

◎利水消肿：遗尿，腹水，身肿。

## 太乙

【穴 解】太，意为大；乙，指卯木、风。足阳明胃经的气血在此形成强盛的风气，故名太乙。

【部位/取穴】此穴位于上腹部，脐中上2寸，距前正中线2寸；可在下脘（任脉）旁开2寸处取穴。

【功能主治】◎涤痰开窍，镇惊安神：癫狂，吐舌，心烦不宁。

◎调理肠胃：胃痛，消化不良。

## 滑肉门

【穴 解】滑，意为利。肉，指肌肉。脾主肌肉，此穴主脾胃之疾，为通利脾胃之门，故名滑肉门。

【部位/取穴】此穴位于上腹部，脐中上1寸，距前正中线2寸；可在水分（任脉）旁开2寸处取穴。

【功能主治】◎镇惊安神，清心开窍：癫狂，癫痫，吐舌，舌强。

◎调理肠胃：胃痛，呕吐，呕血，脱肛，腹水。

## 天枢

【穴 解】天，天地，此处指人的上下半身；枢，枢纽。此穴位于人体上下枢纽处，故名天枢。

【部位/取穴】此穴位于腹部的中央部位，距脐中2寸；可在脐中（任脉之神阙）旁开2寸处取穴。

【功能主治】◎调中和胃，理气健脾：泄泻，痢疾，腹胀，肠鸣，肠痛，胃痛，呕吐，黄疸。

◎利尿通淋：小便不利，尿频，水肿，淋浊。

◎安神：小儿惊厥，狂言，恍惚。
◎治疗妇科疾病：月经不调，白带增多，崩漏，痛经，闭经，赤白带下，产后腹痛，不孕。

## 外陵

【穴解】外，指此穴气血作用的部位在经脉之外；陵，指陵墓、土丘。足阳明胃经的脾土微粒被输送至本经之外，在穴周形成了脾土堆积的土丘，因此此穴名为外陵。

【部位/取穴】此穴位于下腹部，脐中下1寸，距前正中线2寸；可在阴交（任脉）旁开2寸处取穴。

【功能主治】和胃化湿，理气止痛：肠痈，疝气，痛经。

## 大巨

【穴解】大、巨，都有大的意思。此穴内气血物质所占据的区域很大，故名大巨。

【部位/取穴】此穴位于下腹部，脐中下2寸，距前正中线2寸；可在石门（任脉）旁开2寸处取穴。

【功能主治】调肠胃，固肾气：腹胀，小便不利，遗精，阳痿，早泄。

## 水道

【穴解】水道，即水的通道。此穴为足阳明胃经水液通行的道路，故名水道。

【部位/取穴】此穴位于下腹部，脐中下3寸，距前正中线2寸；可在关元（任脉）旁开2寸处取穴。

【功能主治】利水消肿，调经止痛：小便不利，痛经，痛引阴中，便秘，疝气。

## 归来

【穴解】足阳明胃经下行的经水受热后气化逆本经上行，如流去之水又归来，故名归来。

【部位/取穴】此穴位于下腹部，脐中下4寸，距前正中线2寸；可在中极（任脉）旁开2寸处取穴，按压有酸胀感。

【功能主治】活血化瘀，调经止痛：经闭，带下，不孕不育，卵上入腹，痛经。

## 气冲

【穴解】气，经气；冲，突也。因此穴内经气的运行如冲突之状，故名气冲。

【部位/取穴】此穴位于腹股沟稍上方，脐中下5寸，距前正中线2寸；可在曲骨（任脉）旁开2寸处取穴。

【功能主治】调理经血，舒筋活络，理气止痛：外阴肿痛，阳痿，阴茎肿痛，睾丸痛，月经不调，不孕，难产，痛经，胞衣不下。

## 髀关

【穴解】股骨称“髀”，转动处称“关”。此穴近股骨上端关节部位，故名髀关。

【部位/取穴】此穴位于大腿前面，在髂前上棘与髌底外侧端的连线上，屈股时平会阴，居于缝匠肌外侧凹陷处。

【功能主治】强壮腰膝，通经活络：腰腿疼痛，筋急不得屈伸，髀股痿痹，下肢麻木，膝内寒，小腹隐痛。

## 伏兔

【穴解】伏，指停伏；兔，风也。足阳明胃经气血物质中的脾土微粒在此沉降堆积，如停伏之状，故名伏兔。

【部位/取穴】此穴位于大腿前面，在髂前上棘与髌底外侧端的连线上，髌底上6寸。正坐屈膝，以手掌第一横纹正中按在膝盖上缘中点处，手指并拢压在大腿上，于中指尖所指处取穴。

【功能主治】◎散寒化湿，疏通经络：腰髋疼痛，腿膝寒冷疼痛、麻木不仁。
◎其他：消渴，寒疝，脚气，腹胀，腹痛，水肿。

## 阴市

【穴解】阴，水也；市，古指聚散之地。手阳明胃经的下部经水在此汇合，故名阴市。

【部位/取穴】此穴位于大腿前面，在髂前上棘与髌底外侧端的连线上，髌底上3寸。

【功能主治】◎温经散寒：腿膝麻痹、酸痛、屈伸不利，下肢不遂，腰痛，脚气，下肢肿胀。
◎理气止痛：腹胀，腹痛，水肿。

## 梁丘

【穴解】梁，指粮食。此穴如粮谷积聚的丘陵，屈膝取穴时筋如小丘，故名梁丘。

【部位/取穴】此穴位于大腿前面，屈膝时，在髂前上棘与髌底外侧端的连线上，髌底上2寸。

【功能主治】◎理气和胃：胃痛。
◎通经活络：下肢不遂，腰膝肿痛，冷痹不仁，不可屈伸，乳痛。

## 犊鼻

【穴解】犊，即小牛；鼻，有凹陷之意。此穴在髌韧带外侧凹陷中，犹如牛犊鼻孔，故名犊鼻。

【部位/取穴】此穴位于膝部，屈膝时，在髌骨与髌韧带外侧的凹陷中。

【功能主治】通经活络，消肿止痛：膝髌冷痛不仁，下肢痿痹，关节炎，关节水肿。

## 足三里

【穴解】足，指足部；里，指胃经气血物质形成较大的范围，如三里方圆之地。故此穴名足三里。

【部位/取穴】此穴位于小腿前外侧，在犊鼻下3寸，距胫骨前缘1横指（中指）处。用手从膝盖正中往下摸取胫骨粗隆，可在胫骨粗隆外下缘直下1寸处取穴。

【功能主治】◎健脾和胃：胃脘疼痛，腹胀，呕吐，呃逆，肠鸣，泄泻，腹痛，痢疾，饮食不下，疳积，便秘。
◎通经活络：下肢不遂，痿痹不仁，足膝肿痛。
◎治疗头面五官病症：目不明，鼻中干燥，鼻塞，耳聋，耳鸣，口眼歪斜，咽喉肿痛。

## 上巨虚

【穴解】巨，意为巨大；虚，指空隙；巨虚即大空隙。此穴位于小腿外侧，大空隙的上端，故名上巨虚。

【部位/取穴】此穴位于小腿前外侧，犊鼻下6寸，距胫骨前缘1横指（中指）处。

【功能主治】调和肠胃：肠痈，腹中切痛，腹胀，肠鸣，痢疾，胃痛，便秘，泄泻，食欲不振。
◎通经活络：下肢不遂、痿痹疼痛、麻木不仁，腰膝酸痛，下肢屈伸不利，下肢浮肿。

## 条口

【穴解】条，风也；口，气血出入的门户。气血经此穴的狭小通道下行时速度很快，好像风之运行，故名条口。

【部位/取穴】此穴位于小腿前外侧，犊鼻下8寸，距胫骨前缘1横指（中指）处。

【功能主治】◎舒筋活络：肩臂疼，股膝痛麻、转筋，足痿，足冷，足底发热、疼痛难忍。
◎理气和中：腹痛，痢疾。

## 下巨虚

【穴解】因此穴在上巨虚之下，故名下巨虚。

【部位/取穴】此穴位于小腿前外侧，在犊鼻下9寸，距胫骨前缘1横指（中指）处。

【功能主治】◎调肠胃：泄泻，大便脓血，痢疾，胃中热，胃脘痛，不思饮。
◎通经络：偏风，下肢痿痹，足不履地，足跟或足趾间痛，下肢浮肿。
◎安神志：癫痫。
◎治疗头面五官病症：唇干，流涎，喉痹等。

## 丰隆

【穴解】丰，即丰满；隆，指突起。足阳明胃经多气多血，气血于此穴会聚而隆起，肉渐丰满，而此穴在小腿前面肌肉丰满之处，故名丰隆。

【部位/取穴】此穴位于小腿前外侧，在外踝尖上8寸，胫骨前肌外缘，条口外侧一横指处。

【功能主治】◎和胃降逆：腹痛，泄泻，痢疾，便秘。
◎化痰止咳：咳嗽，哮喘，痰多。
◎舒筋活络：下肢痿痹、肿痛。
◎治疗头面五官病症：头痛，眩晕，咽喉疼痛，失音。

## 解溪

【穴解】解，散也；溪，地面流行的经水也。足阳明胃经的下部经水由此穴流溢四方，故名解溪。

【部位/取穴】此穴位于足背与小腿交界处的横纹中央凹陷中，在踇长伸肌腱与趾长伸肌腱之间。

【功能主治】◎舒筋活络：下肢痿痹、肿痛、沉重。
◎清胃化痰：腹胀，便秘，嗳气，霍乱，胃脘疼痛。
◎镇惊安神：惊风，胃热，谵语，惊悸，怔忡。
◎治疗头面五官病症：头面浮肿，面色赤红，目痛，头痛，眩晕等。

## 冲阳

【穴解】冲，冲行，有动的含义；阳，阳气。此穴位于足背高处的动脉上，是足阳明胃经脉气流通的“要冲”，人体下部的经水在此穴气化冲行上部，故名冲阳。

【部位/取穴】此穴位于足背最高处，在踇长伸肌腱与趾长伸肌腱之间，足背动脉搏动处。

【功能主治】◎和胃化痰：胃痛，腹胀，食欲不振。
◎通络宁神：精神失常。
◎治疗本经所过处的肢体病症：足痿无力，脚背红肿，下肢不遂。
◎其他：疟疾，身热无汗。

## 陷谷

【穴解】陷，凹陷之处；谷，山谷。此穴位于肉之陷处，下部经水在此聚集，故名陷谷。

【部位/取穴】此穴位于足背，在第2、3跖骨结合部前方的凹陷处。

【功能主治】◎和胃行水，理气止痛：胃脘痛，肠鸣，腹胀，腹痛，腹水，嗳气。
◎治疗头面五官病症：面目浮肿，目赤痛，上眼睑无力。
◎其他：足背肿痛，热病汗不出，疟疾，癔症，盗汗，季胁疼痛，咳逆，疝气。

## 内庭

【穴解】内庭，指内院、里院。此穴位于趾缝之间，犹如门口场地，由外而内，故名内庭。

【部位/取穴】此穴位于足背，在第2、3趾间，趾蹼缘后方，赤白肉际处，可以在第2、3趾的趾缝处取穴。

【功能主治】◎清胃泻火：胃痛，腹胀，消化不良，腹痛，泄泻，便秘，痢疾，肠痈。
◎理气止痛：四肢厥逆，腰痛。
◎治疗头面五官病症：牙痛，龈肿，口噤，鼻衄，喉痹，面肿，耳聋。

## 厉兑

【穴解】兑，为门。厉兑，即巨门。此穴是足阳明胃经经气出入通达之处，故名厉兑。

【部位/取穴】此穴位于第2趾末节外侧，趾甲角侧后方0.1寸处。

【功能主治】◎清热和胃：心腹胀满，黄疸，消谷善饥。
◎苏厥醒神：不得卧，振寒，梦魇不宁，癫狂。
◎通经活络：膝髌肿痛，足背寒冷，膺乳疼痛。
◎其他：面肿，牙痛，唇肿，颈肿，鼻衄，鼻塞，流涕。

## 经络养生小课堂

### 丰隆——丰隆化痰第一穴，通络降压是一绝

现在为大家讲述的是一个用丰隆治疗高血压的病例。某位姓杨的女患者56岁，两个多月前突然出现头晕、乏力、心中悸动不安、午后潮热等症状，到医院检查后被确诊为高血压。

在这之后的两个月里，该患者换过各种治疗高血压的西药，但是血压控制得并不理想，严重的时候收缩压为190～200毫米汞柱，舒张压则是110毫米汞柱，于是决定去中医院看看有没有什么办法能把血压控制在一个比较理想的范围内。该患者的舌质是红的，舌苔薄黄，脉象是弦数的，是典型的阴虚阳亢夹有痰热的征象。所以医生给她确定的治疗原则是平肝潜阳、祛痰醒脑，取穴用丰隆和曲池，针用泻法，留针40分钟，每隔10分钟行针1次，隔日治疗1次。

在治疗了10次之后，该患者的头晕、乏力症状有所改善，潮热症状有所减轻，心悸、失眠症状都消失了，血压降至160/90毫米汞柱。之后该患者在继续治疗了20次后所有症状都消失了，血压也控制在130/85毫米汞柱。随访1年，该患者除了偶尔心情不畅或熬夜时血压有大的波动，其血压其余时间都被控制在一个比较平稳的水平。

# 足少阳胆经

## 全面解析足少阳胆经

足少阳胆经是循行于头部、肩部、胸胁部、腿前外侧的一条重要经脉，几乎可通治一切少阳病。本经共有44个穴位，其中15个穴位在下肢的外侧面，29个穴位在臀、侧胸、侧头部；首穴为瞳子髎，末穴为足窍阴。

### 主治病症

本经主治肝胆病症、头面五官病症、神志病、热病，以及本经循行部位的病症。比如，头痛、目眩、烦躁易怒、胁肋部疼痛、口苦、失眠、神经衰弱、面色灰暗、皮肤干燥、下肢外侧疼痛等。

### 足少阳胆经异常导致的疾病

从经络循行路线图上可以看出，足少阳胆经在头侧部、胸胁部及腿前外侧部循行分布异常密集，如果气血异常，就容易出现以下症状：口苦、易惊、忧愁、神经官能症、脸色晦暗、皮肤粗糙、脚面外侧发热、头痛、头晕目眩、耳鸣、失眠多梦、腮痛、脖子下锁骨窝肿痛、腋窝肿、甲亢、出汗、寒战、胸痛、肋痛、大腿外侧痛、小腿外侧痛、外踝前及各关节出现痛感、小趾及次趾不能活动。

### 足少阳胆经的最佳保健时段

子时（23时至次日1时）气血进入足少阳胆经。胆经旺，胆汁推陈出新。胆的生理功能是供应内脏胆汁，帮助食物进行消化代谢。如果不注意对本经进行保健，就会影响气血回流本经。

《黄帝内经》里有一句话：“凡十一藏，取决于胆也。”意思是全身气血取决于胆气生发。子时睡眠质量好了，对一天至关重要。理论上，在足少阳胆经最旺的子时按摩是最好的进补，但中医又强调子时前一定要睡觉。由于同名经同气相求，因此可退而求其次，即在手少阳三焦经经气旺时（21时—23时）敲打或揉搓手足外侧的手少阳三焦经。

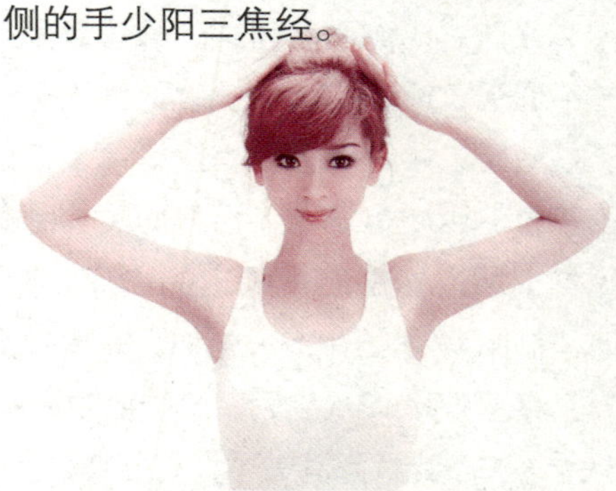

● 足少阳胆经的腧穴密布头侧部，因此适当按摩头侧的穴位可保健足少阳胆经，预防多种头部疾病。

# 足少阳胆经

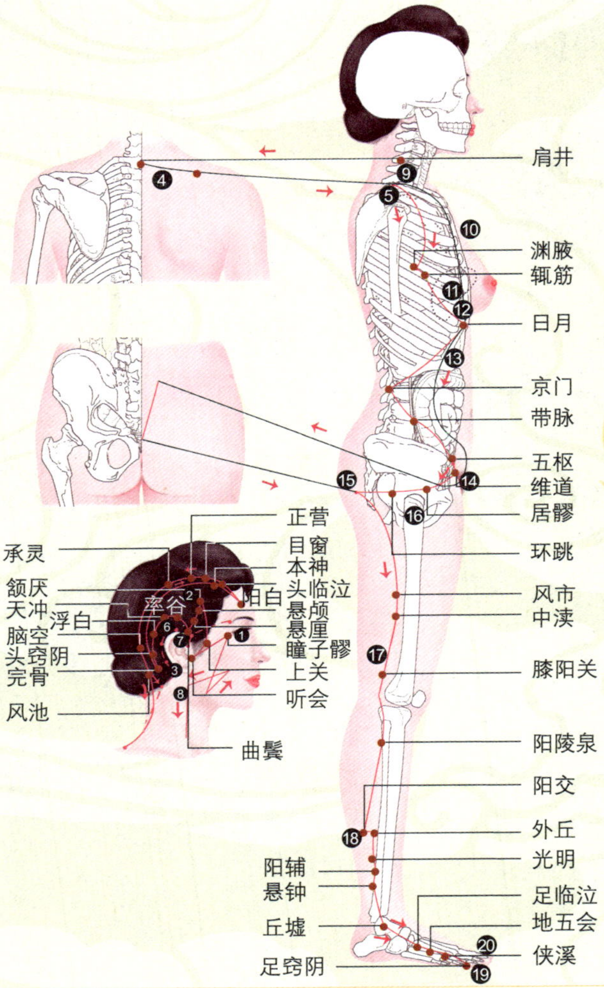


**循行路线**

足少阳胆经起于外眼角（见①），上行到额角（见②），向下经过耳后（见③），沿着头颈向下行至第7颈椎（见④），退回来向前进入缺盆部（见⑤）。

**耳部支脉：** 从耳后进入耳中（见⑥），出于耳前，至外眼角后方（见⑦）。

**外眼角部支脉：** 从外眼角分出，向下到大迎，与手少阳三焦经在眼下会合，下行至颈部（见⑧），与前脉会合于缺盆（见⑨），由此向下进入体腔，通过膈肌（见⑩），联络于肝（见⑪），属于胆（见⑫），沿胁肋部（见⑬）向下，绕阴部毛际（见⑭），横向进入髋关节部（见⑮），与前脉会合于此。

**缺盆部支脉：** 从锁骨上窝向腋下，沿侧胸部，经过胁肋，向下与前脉会合于髋关节部（见⑯），再向下，沿着大腿外侧、膝关节外侧（见⑰），向下行于腓骨前缘，直下到腓骨下段（见⑱），下出于外踝之前，沿足背到达第4趾外侧端（见⑲）。

**足背支脉：** 从足背分出，进入大趾端，回转来通过趾甲，出于大趾背毫毛部，与足厥阴肝经相接（见⑳）。

## 全面介绍足少阳胆经腧穴

### 瞳子髎

【穴解】瞳子，指眼珠中的黑色部分；髎，指孔隙。此穴在目外眦的骨隙中，故名瞳子髎。

【部位/取穴】此穴位于面部，目外眦外侧0.5寸凹陷中。闭目时，可在眼角纹之止处取穴。

【功能主治】平肝息风，明目退翳：目赤，目痛，迎风流泪，近视，白内障，口眼歪斜，头痛。

### 听会

【穴解】听，专指听觉；会，即会聚。听会即会聚听觉之意。

【部位/取穴】此穴位于面部，耳屏间切迹的前方，下颌骨髁突的后缘，张口有凹陷处。

【功能主治】◎开窍聪耳：头痛，腮肿，面痛，耳鸣，耳聋，耳流脓，耳内疼痛，牙痛，口眼歪斜。
◎通经活络，安神宁心：手足不遂。

### 上关

【穴解】上，意为上行；关，指关卡。足少阳胆经的清阳之气由此穴上行，故名上关。

【部位/取穴】此穴位于耳前，下关直上，颧弓的上缘凹陷处。

【功能主治】◎开窍聪耳：偏头痛，面痛，耳鸣，耳聋，口眼歪斜，牙痛，青盲，目眩。
◎散风活络：癫狂，癫痫。

### 颔厌

【穴解】颔，原指下巴，此处指足阳明胆经的气血；厌，厌倦。此穴的气血为足阳明胃经所厌恶，故名颔厌。

【部位/取穴】此穴位于头部，在鬓发上，头维与曲鬓弧形连线的上1/4与下3/4交点处。

【功能主治】清热散风，通络止痛：偏头痛，颈项痛，牙痛，耳鸣，口眼歪斜，眩晕。

### 悬颅

【穴解】悬，吊挂；颅，头颅，这里指寒湿水气。足少阳胆经的头部之气至此穴后散热冷缩并吸附头部中的寒湿水气，使穴内气血如同头部中的水湿云层一般，故名悬颅。

【部位/取穴】此穴位于头部鬓发上，头维与曲鬓弧形连线的中点处。

【功能主治】通络消肿，清热散风：偏头痛，面肿，目外眦痛，牙痛。

## 悬厘

【穴解】悬，吊挂；厘，治理。此穴对头部的水湿风气有治理的作用，故名悬厘。

【部位/取穴】此穴位于头部鬓发上，头维与曲鬓弧形连线的上3/4与下1/4交点处。

【功能主治】◎通络解表，清热散风：偏头痛，面肿，目外眦痛，耳鸣，牙痛，心烦。
◎治疗消化系统病症：干呕，食欲不振。

## 曲鬓

【穴解】曲，意为隐秘；鬓，即鬓发。此穴位于鬓角处，被头发所覆盖，故名曲鬓。

【部位/取穴】此穴位于头部，耳前鬓角发际后缘的垂线与耳尖水平线的交点处。

【功能主治】祛头风，利口颊：偏头痛，颊颔肿，目赤肿痛，颈项疼痛，口眼歪斜，暴喑。

## 率谷

【穴解】率，指捕鸟的网，此处指足少阳胆经的气血在此开始由阳变阴；谷，两山之间的空隙。足少阳胆经的水湿之气在此穴吸热后化为阳气而上行头顶，而后开始吸湿并发生冷降的变化，如捕鸟之网从高处落下一般，故名率谷。

【部位/取穴】此穴位于头部，耳尖直上，入发际1.5寸，角孙直上方。

【功能主治】◎平肝息风，通经活络：偏头痛，正头痛，眩晕，目赤肿痛，耳鸣，耳聋。
◎清热解郁，和胃化痰：烦满呕吐，咳嗽，咯痰。

## 天冲

【穴解】天，即头；冲，即冲撞。足少阳胆经的经气吸热后胀散并由此穴冲撞于头顶，故名天冲。

【部位/取穴】此穴位于头部，耳根后缘直上，入发际2寸，率谷后0.5寸处。

【功能主治】◎祛风定惊：癫痫，惊恐。
◎清热消肿：头痛，牙根肿痛，气瘿，耳鸣，耳聋。

## 浮白

【穴解】浮，飘浮；白，肺的颜色，此处指温热的水湿云系。足少阳胆经的阳热风气在此穴化为温热的水湿云系，如同云气飘浮于头顶，故名浮白。

【部位/取穴】此穴位于头部，耳后乳突的后上方，天冲与完骨弧形连线的上1/3与下2/3交点处。

【功能主治】◎解郁化痰：胸中满，胸痛，喘息，咳逆，多痰。
◎理气散结：瘰疬，气瘿。

◎通经活络：颈项强直，痈肿，臂痛，下肢瘫痪。

◎治疗头面五官疾病：耳鸣，耳聋，牙痛，目痛。

## 头窍阴

【穴解】窍，指五官七窍。这个穴位主治头、耳、目、喉等头窍疾患，故名头窍阴。

【部位/取穴】此穴位于头部，耳后乳突的后上方，天冲与完骨弧形连线的上2/3与下1/3交点处。

【功能主治】◎平肝镇痛：胸胁痛，四肢转筋，手足烦热，颈项强痛，下肢不遂。

◎开窍聪耳：耳聋，耳鸣，耳痛，目痛，喉痹，舌强，鼻疽，眩晕，头痛，口苦。

## 完骨

【穴解】完，完全、全部；骨，肾水。足少阳胆经的气血至此穴后头顶的寒湿水气全部冷降为身体下部的水液，故名完骨。

【部位/取穴】此穴位于头部，在耳后乳突的后下方凹陷中。

【功能主治】◎宁神安眠：失眠。

◎祛风清热：头痛，头面浮肿，牙痛，口眼歪斜，耳后痛。

◎通络：足痿无力，下肢不遂，颈项强直，小腿抽筋。

## 本神

【穴解】本，有本领、能力之意。此穴主治癫疾、惊痫等神志病，且居头部，而头为元神所在，又在神庭之旁，故名本神。

【部位/取穴】此穴位于头部，前发际上0.5寸，神庭旁开3寸，神庭与头维连线的内2/3与外1/3交点处。

【功能主治】◎通经活络：半身不遂，胸胁痛，颈项强痛。

◎祛风定惊：小儿惊风，中风。

◎安神止痛：头痛，眩晕，目赤肿痛，神经衰弱。

## 阳白

【穴解】此穴居瞳孔上方，前额发眉之间，为额部接受阳光而明亮之处，属阳，且有明目作用，故名阳白。

【部位/取穴】此穴位于前额部，瞳孔直上，眉上1寸。

【功能主治】◎清头明目，祛风泻热：头痛，眩晕，目痛，目痒，近视，雀目，上睑下垂，眼睑跳动。

◎其他：呕吐，颈项强痛。

## 头临泣

【穴解】临，指从上而下；泣，指流泪。这个穴位因在头目上方且主治目疾而得名，与足部本经同名穴（足临泣）相区分。

【部位/取穴】此穴位于头部，瞳孔直上，入前发际0.5寸，神庭与头维连线的中点处。

【功能主治】◎聪耳明目，通鼻窍：头痛，目眩，目外眦痛，目翳，鼻塞，鼻渊，耳鸣，耳聋。
◎安神定志：小儿惊风，中风，昏迷，癫狂，胸痹，心痛。
◎其他：热病，疟疾，腋下肿。

## 目窗

【穴解】目，即眼睛；窗，即气体交换的通道。此穴具有明目开窍的作用，相当于眼部气血交换的窗口，故名目窗。

【部位/取穴】此穴位于头部，前发际上1.5寸，头正中线旁开2.25寸处，按压有酸胀感。

【功能主治】◎明目开窍：头痛，眩晕，面部浮肿，目赤肿痛，远视，近视，青盲，白内障，上牙痛，耳聋，鼻塞。
◎祛风定惊：小儿惊痫。
◎其他：恶寒，发热无汗。

## 正营

【穴解】正，有遇、恰巧之意；营，有布、集之意。此穴属足少阳胆经，阳维之脉布于此，恰与足少阳胆经相遇、集结，故名正营。

【部位/取穴】此穴位于头部，前发际上2.5寸，瞳孔直上，头正中线旁开2.25寸处。

【功能主治】◎平肝明目，疏风止痛：头痛，头晕，目眩，牙痛，齿痛，呕吐。
◎其他：半身不遂，恶风寒，癔症，视神经萎缩。

## 承灵

【穴解】承，有承受之意；灵，指中医所说的元神。这个穴位能将人体的阴血转化为元神，故名承灵。

【部位/取穴】此穴位于头部，前发际上4寸，头正中线旁开2.25寸处。

【功能主治】◎通利官窍：头痛，目痛，鼻塞，多涕。
◎散风清热：咳嗽，发热，恶风寒。

## 脑空

【穴解】空，空虚。足少阳胆经的经气在此穴冷降下落，导致头部空虚，故名脑空。

【部位/取穴】此穴位于头部，在枕外隆凸的上缘外侧。

【功能主治】◎醒脑宁神：热病，惊悸，癫狂，癫痫。
◎散风清热：头痛，目眩，目赤肿痛，鼻痛，耳鸣，耳聋，颈项强痛，神经衰弱。

## 风池

【穴解】池，指水所停的凹陷处。此穴是风邪进入之处，也是祛风邪之要穴，故名风池。

【部位/取穴】此穴位于项部，在枕骨之下，与风府相平，胸锁乳突肌上端与斜方肌上端之间的凹陷处。

【功能主治】◎平肝息风：中风昏迷，失眠，抽搐。
◎祛风解毒：荨麻疹。
◎通利官窍：头痛，头晕目眩，目赤肿痛，视物不明，迎风流泪，鼻塞流涕，耳鸣，耳聋，牙痛，咽喉肿痛，口眼歪斜，吞咽困难。
◎通经活络：项背疼痛，落枕，肩臂疼痛，腰背疼痛，半身不遂。
◎散风解表：发热恶寒，周身酸痛，中暑，温热病。

## 肩井

【穴解】肩，指肩部；井，即凹陷处。此穴在肩上凹陷处，故名肩井。

【部位/取穴】此穴位于肩上，前直乳中，第7颈椎棘突与肩峰最外侧点连线的中点上。

【功能主治】◎祛风清热，活络消肿：颈项强痛，半身不遂，肩背疼痛，落枕。
◎治疗妇科病症：难产，胞衣不下，崩漏，堕胎后手足冰凉。
◎其他：高血压，咳逆气短，诸虚劳损，疝气，胃脘痛，乳痛，痈疽，疔疮，疖肿。

## 渊腋

【穴解】渊，有深的意思；腋，指腋部。此穴位于腋下深处，故名渊腋。

【部位/取穴】此穴位于侧胸部，举臂时，在腋中线上，腋下3寸，第4肋间隙中。

【功能主治】◎理气宽胸，消肿止痛：胁痛，腋下肿，臂痛。
◎清热宣肺：咳嗽，恶寒，发热。

## 辄筋

【穴解】辄，指古时候马车两边的挡板，引申为保护的意思。“辄筋”即筋的两块挡板，也就是护着筋的意思。

【部位/取穴】此穴位于侧胸部，渊腋前1寸，与乳头平，第4肋间隙中。

【功能主治】◎降逆平喘，理气止痛：喘息，胸满不得卧，失眠。
◎疏肝降逆：呕吐，吞酸，多涎。
◎其他：四肢不遂。

## 日月

【穴解】肝就是日，胆就是月。此穴为肝胆精气所聚之处，故名日月。

【部位/取穴】此穴位于上腹部，在

乳头直下第7肋间隙，前正中线旁开4寸处。

【功能主治】◎利胆疏肝：胁肋疼痛胀满。
◎降逆和胃：胃脘疼痛，呕吐，吞酸，呃逆，腹胀，多唾，黄疸。

## 京门

【穴解】京，通原，意为元。此穴为肾募（肾气为人身的元气），为元气募聚之处，故名京门。

【部位/取穴】此穴位于侧腰部，章门之后1.8寸，在第12肋骨游离端的下际。

【功能主治】◎健脾通淋：腹泻，肠鸣，腹胀，腹痛，呕吐，小便不利，尿黄面肿。
◎温阳益肾：脊强反折，腰痛。

## 带脉

【穴解】带，指衣带；脉，即经脉。此穴为带脉所过之处，也是足少阳胆经和带脉两经交会之所，又主治带脉及女性经带疾病，故名带脉。

【部位/取穴】此穴位于侧腹部，章门下1.8寸，在第11肋骨游离端垂线与脐水平线的交点上。

【功能主治】健脾利湿，调经止带：月经不调，赤白带下，阴挺，小腹痛。
◎其他：腰痛，疝气，腰酸无力，下肢发软。

## 五枢

【穴解】五，为中数；枢，为枢纽；五枢即中枢之意。这个穴位为脏气之枢要，处于人身长度的正中间，所以被称为五枢。

【部位/取穴】此穴位于下腹部，在髂前上棘内侧，横平脐下3寸处。

【功能主治】◎调经止带，调理下焦：阴挺，小腹痛，赤白带下，月经不调，疝气，阴囊上缩入腹，虚寒。
◎其他：便秘，痢疾，腰髋痛，腰部酸痛。

## 维道

【穴解】维，有联之意；道，即路。此穴为足少阳胆经与带脉交会之处，故名维道。

【部位/取穴】此穴位于下腹部，在髂前上棘内下0.5寸处。五枢前下方0.5寸即此穴。

【功能主治】◎调理冲任：阴挺，月经不调，小腹痛，带下，子宫内膜炎，附件炎，盆腔炎。
◎利水止痛：腰髋腿痛，浮肿。
◎治疗消化系统病症：肠痛，呕吐，便秘。

## 居髎

【穴解】居，指住所、居室，此处引申为停下；髎，孔隙。足少阳胆经的气血在此穴屯居并由此穴的下部孔隙注入下肢，故名居髎。

【部位/取穴】此穴位于髋部，在髂前上棘与股骨大转子最凸点连线上的中点处。

【功能主治】◎舒筋活络，益肾强健：腰痛，腿痛，瘫痪。
◎调经止带：疝气，月经不调，赤白带下。

## 环跳

【穴解】环，弯曲；跳，跃起。取此穴时必须屈膝屈髋，环曲，如跳跃状，故名环跳。

【部位/取穴】此穴位于股外侧，侧卧屈股，在股骨大转子最凸点与骶管裂孔连线的外1/3与内2/3交点处。

【功能主治】◎祛风化湿：风疹，荨麻疹。
◎强健腰膝：半身不遂，腰髋疼痛，闪挫腰痛。

## 风市

【穴解】市，集市。此穴易聚集风邪，也为驱散风邪之地，故名风市。

【部位/取穴】此穴位于股部，髌底上7寸。直立垂手，掌心贴于大腿时，中指尖所指凹陷中即此穴。

【功能主治】◎祛风化湿，通经活络：下肢瘫痪，腰腿痛。
◎治疗头面五官病症：头痛，耳鸣，耳聋，目赤肿痛。
◎祛风止痒：遍身瘙痒，阴囊肿痛，脚气。

## 中渎

【穴解】中，指中焦（包括脾、胃、肝、胆）；渎，有污水沟的意思。中渎，即中焦的排污通道。

【部位/取穴】此穴位于股部，腘横纹上7寸，髂胫束后缘。

【功能主治】◎疏通经络，祛风散寒：下肢痿痹、麻木，半身不遂，腰髋连腿疼痛，脚气。
◎疏肝利胆：两肋胀痛，头胀痛，乳房胀痛，黄疸。

## 膝阳关

【穴解】膝，指此穴在膝部；阳，阳气；关，关卡。足少阳胆经的下肢经水由此向下飞落，故名膝阳关。

【部位/取穴】此穴位于膝外侧，在阳陵泉上3寸，股骨外上髁上方的凹陷处。

【功能主治】◎疏利关节，祛风化湿：半身不遂，膝腘肿痛，挛急，小腿麻木，脚气。
◎疏肝利胆，健脾化湿：呕吐不止，多涎。

## 阳陵泉

【穴解】阳，人体外侧局部之隆起处；泉，水从窟穴而出。此穴在膝外侧隆起处的下方，经气在此处如泉水外流，与阴陵泉相对。

【部位/取穴】此穴位于小腿外侧，腓骨头前下方凹陷处。

【功能主治】◎调和肝脾：胃脘疼痛，腹胀，肠鸣，黄疸，便秘。
◎强健腰膝：腰骶疼痛，半身不遂，下肢痿痹麻木，胁肋疼痛，肩痛。
◎治疗神志病：小儿惊风，破伤风，癫痫，抽搐。

## 阳交

【穴解】此穴是足少阳胆经与阳维之交会穴，故名阳交。

【部位/取穴】此穴位于小腿外侧，外踝尖上7寸，腓骨后缘处；可于膝中与外踝尖连线的中点向下量大约1横指（中指）处取穴。

【功能主治】◎疏肝利胆，镇惊息风：惊狂，癫痫。
◎通经活络：半身不遂，胸胁疼痛，坐骨神经痛，腰痛。
◎治疗呼吸系统病症：寒热喘息，喉痹。

## 外丘

【穴解】外，胆经之外；丘，土丘。随足少阳胆经风气上扬的脾土尘埃由此飘扬于足少阳胆经之外，故名外丘。

【部位/取穴】此穴位于小腿外侧，外踝尖上7寸，腓骨前缘，横平阳交。

【功能主治】◎疏肝理气：头痛，项强，下肢痿痹，胸胁苦满。
◎通络安神：癫痫。

## 光明

【穴解】此穴能调少阳之气，清利头目，对目病尤其有效，有开光复明之功能，故名光明。

【部位/取穴】此穴位于小腿外侧，外踝尖上5寸，腓骨前缘。

【功能主治】◎疏肝明目：目痛，目痒，白内障，夜盲，视神经萎缩。
◎活络消肿：下肢痿痹，半身不遂，乳房胀痛。
◎其他：偏头痛。

## 阳辅

【穴解】外为“阳”，古时称腓骨为“外辅骨”，而此穴在腓骨的前缘，故称阳辅。

【部位/取穴】此穴位于小腿外侧，外踝尖上4寸，腓骨前缘稍前方。

【功能主治】◎清热散风：恶寒发热，偏头痛，目外眦痛，喉痹。
◎疏通经络：半身不遂，胸胁胀痛，下肢外侧疼痛，腰痛，腰酸无力，下肢肿胀，脚气。

◎其他：疟疾，胁痛。

## 悬钟

【穴解】悬，即悬挂；钟，指乐器。人老则耳不聪，耳不聪就会听不到钟声。足少阳胆经之脉入耳中、出耳前，而此穴对治疗耳鸣有显著效果，故名悬钟，又名绝骨。

【部位/取穴】此穴位于小腿外侧，外踝尖上3寸，腓骨前缘。

【功能主治】◎平肝息风，疏肝益肾：胸胁疼痛，半身不遂，颈项强痛，腰骶疼痛，下肢外侧疼痛。

◎清热散风：偏头痛，喉痹，鼻中干痛，伤寒后热不退，咳嗽。

◎利尿通淋：小便不利，五淋病。

◎疏肝平胃：胃中热，不嗜食，大便难下。

## 丘墟

【穴解】丘，土堆或土坡；墟，古城遗址或废墟。在足少阳胆经的风气作用下，下部的脾土呈现空虚之状，故名丘墟。

【部位/取穴】此穴位于外踝的前下方，在趾长伸肌腱的外侧凹陷中；可在小腿外侧，外踝尖上3寸取穴。

【功能主治】◎疏肝利胆：咳逆气急。

◎舒筋活络：颈项疼痛，胸胁胀痛，下肢疼痛，半身不遂，转筋，踝扭伤，脚气。

◎其他：偏头痛，目赤肿痛，目翳，视物不明。

## 足临泣

【穴解】足，指足部；临，有居高临下之意；泣，泪也。足少阳胆经的水湿风气在此穴化雨冷降，故名足临泣。

【部位/取穴】此穴位于足背，第4、5跖骨底结合部的前方，第5趾长伸肌腱外侧凹陷中。

【功能主治】◎疏肝息风：偏头痛，目外眦痛，目眩，耳鸣，耳聋。

◎疏肝和胃：胃脘疼痛，腹胀，腹痛，肠鸣。

◎其他：中风偏瘫，月经不调。

## 地五会

【穴解】地，下肢；五，五脏六腑；会，交会。此穴由五脏六腑的气血汇合而成，且气血为下肢经水，故名地五会。

【部位/取穴】此穴位于足背外侧，在第4趾本节（第4跖趾关节）的后方，第4、5跖骨之间，小趾伸肌腱的内侧缘。侧坐，当小趾向上翘时，可看到肌腱，在肌腱内侧取穴。

【功能主治】◎消肿，通经：腰痛，下肢疼痛。

◎清肝明目：偏头痛，目赤肿痛，耳鸣，视物不清。

## 侠溪

【穴解】侠，通夹，有被夹于中间之意；溪，下肢流行的经水。足少阳胆经的经水在此循下肢渠道回流井穴，故名侠溪。

【部位/取穴】此穴位于足背外侧，在第4、5趾间，趾蹼缘后方的赤白肉际处。

【功能主治】◎平肝息风：偏头痛，眩晕，耳鸣，多泪。
◎消肿止痛：半身不遂，下肢酸痛。
◎其他：闭经，疟疾，伤寒，发热，无汗。

## 足窍阴

【穴解】凡阳经末穴，都取名阴象，以其下接于阴经也。窍，即孔窍；阴，指五脏之阴。此穴能治五脏阴窍之病，故名足窍阴。

【部位/取穴】此穴位于第4趾末节外侧，距趾甲角0.1寸。

【功能主治】◎疏肝解郁，通经活络：半身不遂，胸胁胀满。
◎调理冲任：月经不调，闭经。
◎宁心安神：失眠，多梦。
◎治疗五官病症：偏头痛，目眩，目赤肿痛，耳鸣，耳聋。

### 经络养生小课堂

**风池——内风外风一并除，风池一穴锁头颅**

清代的某部医书中记载了这样一个病案：一个穷苦人家，母子二人相依为命，母亲常年卧病在床，儿子做长工赚点钱养活自己和母亲。一年冬天，天气异常寒冷，小伙子穿着单薄的衣服外出干活，每天回家感到不舒服就喝碗姜汤驱寒，第二天仍旧干活。慢慢地，他感觉头部发紧，有时候还疼，但因家境贫寒，也没去治疗。在那之后一到冬天，只要受凉，他的头就会难受。某年冬天，他头痛难忍，用什么办法都不能止痛。

母亲忙请来村里的大夫诊治。大夫诊过脉之后，说他积寒太重，难以驱除，只能喝药试试。吃了好多药，小伙子的病依旧没什么起色。大夫没有什么办法，建议他们去邻村找一位姓赵的大夫。赵大夫看过之后，拿出银针和艾草。只见他先在小伙子的左右风池各扎一针，然后把艾草搓成条，点燃后先顺着头部经络灸了一会儿，又在风池灸了许久，灸完之后就起了针。说来也怪，这针一起，小伙子就说头痛减轻了大半。

# 足太阳膀胱经

## 全面解析足太阳膀胱经

足太阳膀胱经从足后跟沿着后小腿、脊柱正中间的两旁，一直上到头部。在十二正经中，足太阳膀胱经上的穴位最多，且治疗范围最为广泛，能起到的作用十分重要。

本经共有67个穴位，其中有49个穴位分布在头面部、项背部和腰背部，18个穴位分布在下肢后面的正中线上和足的外侧部，首穴为睛明，末穴为至阴。

### 主治病症

本经腧穴主治头项、眼、背、腰、下肢部病症及神志病，背部的穴位主治与其相关的脏腑病症和有关的组织、器官病症。

### 足太阳膀胱经异常导致的疾病

足太阳膀胱经有问题的人会发热，即使穿厚衣服也觉得冷，还会流鼻涕、头痛、项背僵硬疼痛；膀胱经循行部位会疼痛，眼珠疼痛得好像要脱出一样，颈项好像被人拉拔一样难受，腰好像要折断一样，膝弯部位不能弯曲，小腿肚像要被撕裂一样疼痛，股关节屈伸不灵活，足小趾更不能随意动；癫痫、狂证、痔疮会发作。

### 调理足太阳膀胱经的方法

❶ 调理背部。足太阳膀胱经的穴位有许多在背后，所以可以在脊柱两旁走罐，对感冒、失眠、背部酸痛有很好的疗效（图①）。

❷ 调理头部。循经进行轻揉或用手像梳头似的进行按摩刺激，对头昏脑涨有很好的缓解作用（图②）。

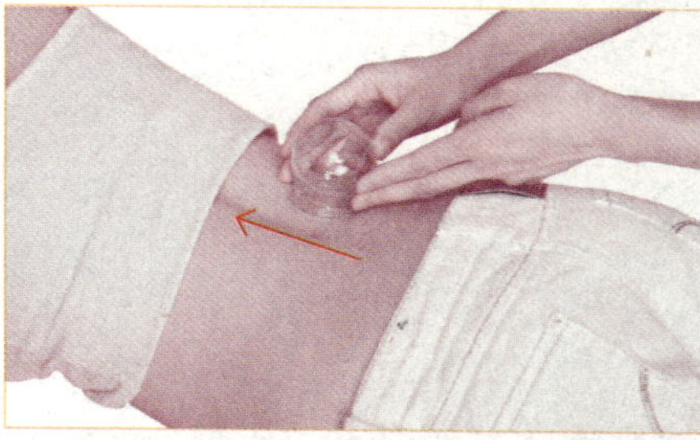

①在脊柱两旁走罐

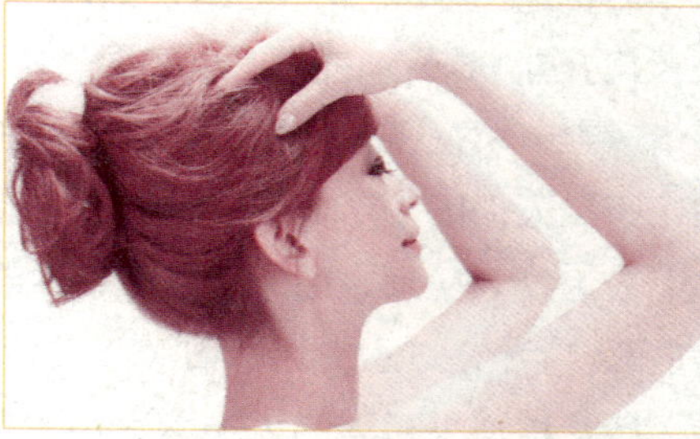

②用手指梳理头部

### 足太阳膀胱经的最佳保养时段

足太阳膀胱经的气血在申时（15时—17时）最旺，这时如果能按摩一下足太阳膀胱经上的腧穴，把气血给疏通了，那么对人体是很有保健作用的。

# 足太阳膀胱经

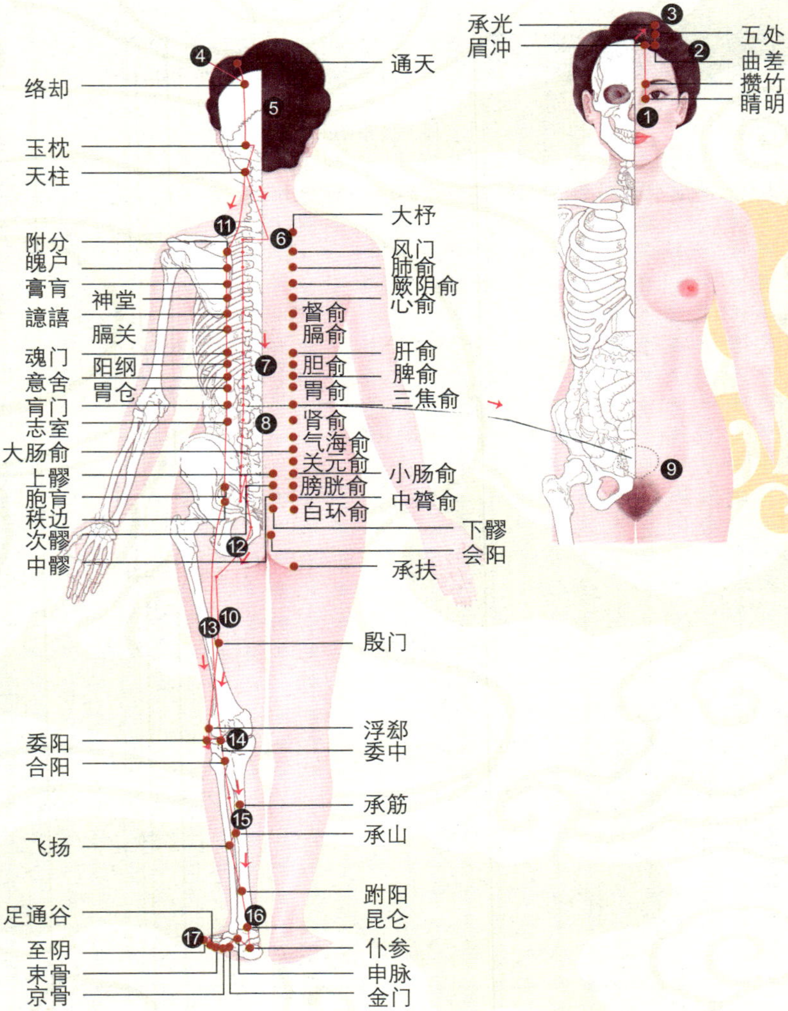


## 循行路线

足太阳膀胱经起于目内眦（见①），向上经过前额（见②），交会于头顶（见③）。

**头顶部支脉：**从头顶到达耳上角（见④）。

**头顶部直行的支脉：**从头顶入颅内联络大脑（见⑤），回出分开下行项后，沿肩胛部内侧（大杼），经脊柱两侧（见⑥）到达腰部（见⑦），从脊柱旁肌肉进入体腔，联络肾脏（见⑧），属于膀胱（见⑨）。

**腰部支脉：**向下通过臀部，进入腘窝内（委阳）（见⑩）。

**后项部支脉：**通过肩胛骨内缘向下（附分）（见⑪），经过臀部下行（见⑫），沿大腿后外侧（见⑬）与腰部下来的支脉会合于腘窝中（委中）（见⑭），由此向下，通过腓肠肌（见⑮），出于外踝后方（见⑯），至小趾外侧端，与足少阴肾经相接（见⑰）。

## 全面介绍足太阳膀胱经腧穴

### 睛明

【穴解】睛，指眼睛；明，即光明。此穴为治目疾之要穴，按之能使眼睛明亮，故名睛明。

【部位/取穴】此穴位于面部，目内眦稍上方的凹陷中。

【功能主治】◎泻热明目：目赤痛，目眩，迎风流泪，目内眦痒痛，目视不明，近视，夜盲。
◎祛风通络：恶寒头痛，腰痛。

### 攒竹

【穴解】攒，聚集；竹，山林之竹。足太阳膀胱经湿冷水气由此吸热上行，其气量较小，如同捆扎聚集的竹竿小头一般，故名攒竹。

【部位/取穴】此穴位于面部，在眉头凹陷中，额切迹处。

【功能主治】◎清热明目：目视不明，目赤肿痛，迎风流泪，近视。
◎祛风通络：恶风寒，坐骨神经痛。
◎止痉：癫狂，小儿惊风。
◎治疗头面五官病症：头痛，眉棱骨痛，面瘫，面赤。

### 眉冲

【穴解】眉，指眉毛。从攒竹传来的湿冷水气上行至此穴后循经向上冲行，故名眉冲。

【部位/取穴】此穴位于头部，从攒竹直上发际0.5寸，在神庭与曲差连线之间。

【功能主治】◎散风清热：目赤肿痛，目视不明，鼻塞，头痛，眩晕。
◎宁神镇痉：癫痫。

### 曲差

【穴解】曲，隐秘；差，派遣。足太阳膀胱经的气血由此穴输送到头部的各个部位，但因其气血水湿成分少，呈若有若无之状，故名曲差。

【部位/取穴】此穴位于头部，前发际正中直上0.5寸，旁开1.5寸，在神庭与头维连线的内1/3与中1/3交点处。

【功能主治】清热明目，安神利窍：头痛，目眩，目视不明，心烦意乱，双目肿痛，鼻塞，鼻衄。

### 五处

【穴解】五，指东、南、西、北、中五方；处，即处所。此穴气血来自头部的各个部位，犹如从五个不同方向涌来，故名五处。

【部位/取穴】此穴位于头部，前发际正中直上1寸，旁开1.5寸。

【功能主治】清热散风，明目镇痉：头痛，目眩，鼻塞，烦心，眼睛肿痛，小儿惊风，癫痫。

## 承光

【穴解】承，受；光，光亮、阳气、热。足太阳膀胱经的气血在此穴进一步受热胀散，此穴如承受热气一般，故名承光。

【部位/取穴】此穴位于头部，前发际正中直上2.5寸，旁开1.5寸。

【功能主治】清热明目，祛风通窍：头痛，目眩，鼻塞，流涕，热病无汗，呕吐心烦。

## 通天

【穴解】通，通达；天，头顶。足太阳膀胱经的气血由此穴上行至头顶，故名通天。

【部位/取穴】此穴位于头部，前发际正中直上4寸，旁开1.5寸。

【功能主治】◎清热祛风，通利鼻窍：头痛，头重，眩晕，口眼歪斜，鼻塞流涕，鼻衄，鼻疮，鼻塞，颈项痛且难以转侧。

◎其他：瘿气。

## 络却

【穴解】络，联络；却，退却、拒绝。此穴聚集了头部的气血，同时拒绝接受外部的阳热之气，故名络却。

【部位/取穴】此穴位于头部，前发际正中直上5.5寸，旁开1.5寸。

【功能主治】◎清热安神，平肝息风：眩晕，耳鸣，鼻塞，头重头痛，口眼歪斜，目视不明，项肿，癫狂，癫痫。

◎其他：瘿气。

## 玉枕

【穴解】此穴位于头后，平枕外隆凸上缘的凹陷处，故名玉枕。

【部位/取穴】此穴位于头后，后发际正中直上2.5寸，旁开1.3寸，平枕外隆凸上缘的凹陷处。

【功能主治】◎清热明目，通经活络：头痛，不能远视，目痛，鼻塞。

◎其他：恶风寒，呕吐。

## 天柱

【穴解】天，头部阳气；柱，支柱。足太阳膀胱经的气血在此穴坚实饱满，颈项受其气而承受头部重量，如头有了支柱一般，故名天柱。

【部位/取穴】此穴位于项部，横平第2颈椎棘突上际，斜方肌外缘凹陷中。

【功能主治】◎祛风解表：头痛，项强，头晕目眩，鼻塞，咽喉肿痛，目赤肿痛。

◎舒筋活络：落枕，肩背痛。

## 大杼

【穴解】大，多；杼，古代织布的梭子。足太阳膀胱经的水湿之气在此穴吸热快速上行，上行之气中的水湿之气如同织布的梭子般向上穿梭，故名大杼。

【部位/取穴】此穴位于背部，第1胸椎棘突下，后正中线旁开1.5寸。

【功能主治】◎强壮筋骨：肩背酸痛，颈项强痛，腰背疼痛，膝痛不能屈伸。
◎清热安神：头痛如裂，中风。
◎其他：咳嗽，伤寒而汗不出。

## 风门

【穴解】风，风气；门，出入的门户。足太阳膀胱经的气血在此穴化风上行，且此穴主风邪，故名风门。

【部位/取穴】此穴位于背部，第2胸椎棘突下，后正中线旁开1.5寸。

【功能主治】◎宣肺解表：伤风咳嗽，哮喘，鼻塞，多涕，发热，头痛，项强，热病，肩颈酸痛，胸背痛，上气不接下气。
◎祛风止痒：荨麻疹。
◎其他：中风不省人事，抽搐，口吐白沫。

## 肺俞

【穴解】俞，是“腧”的简化形式，而“腧”又是由“输”演化而来的，有输注之意。此穴接近肺，能通彻肺气，是肺脉经气转输之处，故名肺俞。

【部位/取穴】此穴位于背部，第3胸椎棘突下，后正中线旁开1.5寸。

【功能主治】◎解表宣肺，清热理气：咳嗽，胸满，痰多，气喘，肺瘘，肺痨，骨蒸潮热，盗汗，咯血，喉痹。
◎调理脾胃：胃脘痛，呕吐，泄泻，呃逆，流涎，痢疾，疳积。
◎安神定志：癫狂，癫痫。
◎其他：皮肤瘙痒，荨麻疹，耳聋，消渴，黄疸，瘿气，腰酸背痛，糖尿病，虚寒。

## 厥阴俞

【穴解】此穴名意为心室外卫心包中的干热之气由此穴外输足太阳膀胱经。

【部位/取穴】此穴位于背部，第4胸椎棘突下，后正中线旁开1.5寸。

【功能主治】宽胸理气，活血止痛：心痛，心悸，咳嗽，气喘，胃脘痛，呕吐，牙痛，胁痛。

## 心俞

【穴解】此穴近心脏，为心脉之气转输之处，能治心脏近旁诸症，故名心俞。

【部位/取穴】此穴位于背部，第5胸椎棘突下，后正中线旁开1.5寸。

【功能主治】◎宽胸理气，通络安神：心痛，心悸，心胸烦满，惊悸，失眠，健忘。
◎其他：咳嗽，气喘，呕血，呕吐，中风，半身不遂，遗精，白浊，黄疸，肩背疼痛。

## 督俞

【穴解】督，督脉。此穴为足太阳膀胱经接受督脉阳气之处，故名督俞。

【部位/取穴】此穴位于背部，第6胸椎棘突下，后正中线旁开1.5寸。

【功能主治】◎理气止痛，强心通脉：心痛，心悸。
◎其他：胃脘痛，腹痛，腹胀，肠鸣，呃逆。

## 膈俞

【穴解】膈，膈肌，又有不通的意思。此穴内应横膈膜，而为之俞，故名膈俞。

【部位/取穴】此穴位于背部，第7胸椎棘突下，后正中线旁开1.5寸。

【功能主治】◎理气宽胸，活血通脉：气喘，咳嗽，咯血，喉痹，骨蒸潮热，自汗，盗汗，心痛，胸满胁痛，脘胀痛，呃逆，呕吐，呕血，便血，饮食不下，腹胀，黄疸，噎膈。
◎其他：贫血，荨麻疹，瘙痒，崩漏，身痛，热病而汗不出，四肢怠惰，下肢肿痛。

## 肝俞

【穴解】肝在膈下，此穴内应于肝，而为之俞，为肝脉经气转输之处，故名肝俞。

【部位/取穴】此穴位于背部，第9胸椎棘突下，后正中线旁开1.5寸。

【功能主治】◎疏肝利胆：胁肋疼痛，黄疸。
◎理气明目：头痛，眩晕，目赤，视物不明，迎风流泪。
◎其他：胃脘痛，腹痛，腹泻，癫狂，癫痫，中风，乳少，瘘病，脊背疼痛。

## 胆俞

【穴解】胆，胆腑。胆腑的阳热风气由此穴外输足太阳膀胱经，故名胆俞。

【部位/取穴】此穴位于背部，第10胸椎棘突下，后正中线旁开1.5寸。

【功能主治】◎疏肝利胆：黄疸，口苦，舌干，呕吐，饮食不下，胃脘及肚腹胀痛，胁肋疼痛，腋下肿。
◎其他：头痛，咽喉肿痛。

## 脾俞

【穴解】此穴内应于脾，为脾经经气转输后背体表之处，又主治脾脏疾病，故名脾俞。

【部位/取穴】此穴位于背部，第11胸椎棘突下，后正中线旁开1.5寸。

【功能主治】◎健脾和胃：胃痛，腹胀，腹痛，呕吐，泄泻，痢疾，黄疸，噎膈，怠惰嗜卧，多食身瘦或不嗜食，小儿慢脾风。
◎利湿升清：咳嗽，痰多。
◎其他：腰背痛，胸胁胀满。

## 胃俞

【穴解】此穴内应于胃，为胃经经气转输后背体表之处，又主治胃部疾病，故名胃俞。

【部位/取穴】此穴位于背部，第12胸椎棘突下，后正中线旁开1.5寸。

【功能主治】◎和胃健脾，理中降逆：胃中气寒，泛吐清水，胃脘痛，反胃，呕吐，不思饮食，噎膈，多食羸瘦，小儿吐奶，腹胀，腹痛，肠鸣，泄泻，痢疾，小儿疳积，慢脾风，脱肛。
◎其他：胸胁痛，脊痛，痿病，闭经，水肿。

## 三焦俞

【穴解】三焦，三焦腑。三焦腑的水湿之气由此穴外输足太阳膀胱经，故名三焦俞。

【部位/取穴】此穴位于腰部，第1腰椎棘突下，后正中线旁开1.5寸。

【功能主治】调理三焦，利水强腰：腹胀，肠鸣，完谷不化，呕吐，腹痛，泄泻，痢疾，小儿疳积。

## 肾俞

【穴解】肾，肾脏。此穴内应于肾，为肾经经气转输之处，主治肾脏疾患，故名肾俞。

【部位/取穴】此穴位于腰部，第2腰椎棘突下，后正中线旁下1.5寸。

【功能主治】◎益肾助阳：遗尿，尿闭，小便不利，小便淋漓，尿血，水肿，阳痿，遗精，带下，月经不调。
◎强腰利水：腰膝酸痛，腰中寒，五劳七伤，消渴，两胁胀满引小腹中痛。
◎其他：头晕，目眩，耳聋，耳鸣，目昏，夜盲，失音，咳嗽少气，胃痛，腹胀，肠鸣。

## 气海俞

【穴解】气海，此处指气血来源于生气之海的腰腹内部。腰腹内部的温热水气由此穴外输足太阳膀胱经，故名气海俞。

【部位/取穴】此穴位于腰部，第3腰椎棘突下，后正中线旁开1.5寸。

【功能主治】◎益肾壮阳：遗精，阳痿，早泄，白浊，小便淋痛，尿闭，尿失禁。
◎调经止痛：月经不调，痛经，崩漏，带下。
◎其他：痔疮，便血，腰脊痛，下肢痿痹麻痛。

## 大肠俞

【穴解】此穴内应于大肠，为大肠之气在背部转输之处，是治疗大肠疾患的要穴，故名大肠俞。

【部位/取穴】此穴位于腰部，第4腰椎棘突下，后正中线旁开1.5寸。

【功能主治】◎理气降逆，调和肠胃：腹痛，腹胀，肠鸣，泄泻，食不化，便秘，痢疾，多食羸瘦，脱肛，慢性肠炎。
◎其他：遗尿，小便难，痛经，腰膝疼痛，脊强不得俯仰。

## 关元俞

【穴解】关，交关，有联络之意；元，元气。关元俞指气血来源于与此穴对应的小腹内部。小腹内部的湿热水气由此穴外输足太阳膀胱经，故名关元俞。

【部位/取穴】此穴位于腰部，第5腰椎棘突下，后正中线旁开1.5寸。

【功能主治】培补元气，调理下焦：小便不利，遗尿，尿闭，小便频繁，痛经，月经不调，腹胀，泄泻，风寒，腰肌劳损，消渴。

## 小肠俞

【穴解】小肠腑的湿热之气由此穴外输足太阳膀胱经，故名小肠俞。

【部位/取穴】此穴位于骶部，骶正中嵴旁开1.5寸，横平第1骶后孔。

【功能主治】◎通调二便，清热利湿：泄泻，痢疾，大便脓血，痔疮，便秘，不嗜食，遗精，白带异常，遗尿，尿血，小便赤涩、淋沥。
◎其他：腰腿痹痛，疝气，消渴。

## 膀胱俞

【穴解】此穴内应于膀胱，为膀胱之气在背部转输之处，是治疗膀胱疾患的要穴，故名膀胱俞。

【部位/取穴】此穴位于骶部，骶正中嵴旁开1.5寸，横平第2骶后孔。

【功能主治】◎清热利湿：遗精，阴部肿痛，阴部湿痒，小便赤涩，遗尿，尿频。
◎通经活络：腰脊强痛，膝足寒冷无力、拘急不得屈伸。
◎调理脾胃：腹痛，腹胀，腹满，便秘，消化不良。

## 中膂俞

【穴解】中，指体内；膂，指脊椎两旁隆起的肌肉群。脊骨中的气化之气由此穴外输足太阳膀胱经，而此穴又位于中髎的旁边，故名中膂俞。

【部位/取穴】此穴位于骶部，骶正中嵴旁开1.5寸，横平第3骶后孔。

【功能主治】益肾温阳，调理下焦：腰脊强痛不得俯仰，疝气，痢疾。

## 白环俞

【穴解】此穴内应于精室，为人体精气输注之处，主治妇女白带过多，男子遗精、白浊，故名白环俞。

【部位/取穴】此穴位于骶部，骶正中嵴旁开1.5寸，横平第4骶后孔。

【功能主治】◎益肾固精，调理经带：月经不调，崩漏，遗精，白浊，小便不利，小便发黄。
◎其他：腰腿痛，下肢痿痹，疝气。

## 上髎

【穴解】上，上方；髎，骨隙。此穴位于第1骶后孔中，故名上髎。

【部位/取穴】此穴位于骶部，在髂后上棘与后正中线之间，正对第1骶后孔。

【功能主治】◎利湿化浊：月经不调，赤白带下，阴部瘙痒，痛经，遗精，阳痿，小便不利。
◎通经活络：腰骶强痛，腿膝无力。

## 次髎

【穴解】此穴位于第2骶后孔中，居次上，故名次髎。

【部位/取穴】此穴位于骶部，在髂后上棘内下方，正对第2骶后孔。

【功能主治】◎补益下焦：月经不调，赤白带下，痛经，阴痛，阳痿，小便赤涩，淋浊，肠鸣，泄泻。
◎强腰利湿：腰脊痛。

## 中髎

【穴解】此穴正对第3骶后孔中，约居四髎的中间，故名中髎。

【部位/取穴】此穴位于骶部，在次髎下方，正对第3骶后孔。

【功能主治】◎补益下焦：月经不调，赤白带下，不孕，小便不利，淋浊，便秘，腹痛，痢疾，泄泻。
◎强腰利湿：腰骶部疼痛。

## 下髎

【穴解】此穴位于第4骶后孔中，居四髎最下方，故名下髎。

【部位/取穴】此穴位于骶部，正对第4骶后孔处。

【功能主治】◎补益下焦：小便不利，赤白带下，痛经，闭经，子宫脱垂，阳痿，遗精，肠鸣，泄泻，便秘，小腹急痛。
◎强腰利湿：腰痛不得转侧。

## 会阳

【穴解】会，会合、交会；阳，阳气。足太阳膀胱经的经气由此穴会合督脉阳气，故名会阳。

【部位/取穴】此穴位于骶部，尾骨端旁开0.5寸。

【功能主治】◎清热利湿，益肾固带：赤白带下，阳痿，阴部瘙痒。
◎强壮腰脊：腰痛。
◎其他：痢疾，泄泻，便血，痔疮，腹中冷痛。

## 承扶

【穴解】承，承担、承托；扶，扶助。足太阳膀胱经的气血物质在此穴吸热气化，水湿之气上行，脾土物质则固化于穴周，固化的脾土物质能很好地承托并阻止随足太阳膀胱经的经水流失的脾土，故名承扶。

【部位/取穴】此穴位于大腿后面，臀下横纹的中点处。

【功能主治】◎通便消痔：痔疮，便秘。
◎舒筋活络：腰、骶、臀、股部疼痛，腿脚寒痛，会阴部肿痛。
◎利尿：小便不利。

## 殷门

【穴解】殷，盛大、众多、富足；门，出入的门户。足太阳膀胱经的下部水湿之气分散于穴周，气血物质呈充盛之状，故名殷门。

【部位/取穴】此穴位于大腿的后面，在承扶与委中的连线上，承扶之下6寸处。

【功能主治】舒筋通络，强腰膝：腰脊强痛，不可俯仰，大腿痛，股外侧痛，下肢痿痹。

## 浮郄

【穴解】浮，阳气；郄，孔隙。足太阳膀胱经的经气在此穴上行，但因足太阳膀胱经的气血性寒湿，即使吸热后上行到上部的气态物也较少，如从孔隙中上行一般，故名浮郄。

【部位/取穴】此穴位于腘横纹外侧端，委阳直上1寸，股二头肌腱的内侧缘。

【功能主治】舒筋通络：臀股麻木，筋挛急。

## 委阳

【穴解】委，堆积；阳，阳气。足太阳膀胱经穿骨隙，其上部的阳气在此聚集，故名委阳。

【部位/取穴】此穴位于腘横纹上，股二头肌腱的内侧缘。

【功能主治】◎舒筋活络：腰脊强痛，下肢拘挛疼痛、痿痹不仁。
◎通利水湿：小便不利，遗尿，小便淋沥，小腹胀痛。
◎通便消痔：痔疮，大便难下。
◎其他：癫痫，热病。

## 委中

【穴解】委，委屈；中，中间。此穴位于膝后区，腘窝正中凹陷处，故名委中。

【部位/取穴】此穴位于腘横纹中点，股二头肌肌腱与半腱肌肌腱的中间。

【功能主治】◎舒筋活络：腰背疼痛，腰骶重痛，风湿痿痹，下肢不遂，筋痉挛，膝痛不可以屈伸。
◎泻热清暑：霍乱，心腹痛，呕吐，腹泻。
◎凉血解毒：热病汗不出，暑病，疟疾，咽喉肿痛，自汗盗汗。
◎其他：神志不清，中风昏迷，癫痫，风痫转筋，湿疹，乳痈。

## 附分

【穴解】附，随带、附带，有靠近的意思；分，分开、分出。足太阳膀胱经的气血物质在此穴形成一条经脉的附属分支，故名附分。

【部位/取穴】此穴位于背部，第2胸椎棘突下，后正中线旁开3寸。

【功能主治】舒筋活络，疏风散邪：肩背拘急，颈项强痛，肘臂麻木不仁，因感冒引起的身体疲倦、胸闷、咳嗽、呼吸困难等。

## 魄户

【穴解】魄，肺之精气；户，出入的门户。此穴出入的气血为来自肺的阳热之气，故名魄户。

【部位/取穴】此穴位于背部，第3胸椎棘突下，后正中线旁开3寸。

【功能主治】◎理气降逆：咳嗽，气喘，肺痿，虚劳，霍乱，呕吐，烦满，支气管炎。
◎舒筋活络：项强不得回顾，腰背痛，臂痛。

## 膏肓

【穴解】膏，膏脂、油脂；肓，心与膈膜之间。膜中的脂类物质由此穴外输足太阳膀胱经，故名膏肓。

【部位/取穴】此穴位于背部，第4胸椎棘突下，后正中线旁开3寸，按压有酸胀感。

【功能主治】补虚益损，调理肺气：咳嗽，气喘，健忘，遗精，完谷不化，心悸，胸闷。

## 神堂

【穴解】神，心神、心气。古代宫室前为堂、后为室，堂为阳、室为阴。心室的阳热之气由此穴外输足太阳膀胱经，故名神堂。

【部位/取穴】此穴位于背部，第5胸椎棘突下，后正中线旁开3寸，横平心俞，按压有酸胀感。

【功能主治】◎宽胸理气，宁心安神：心悸怔忡，心痛胸闷，气短，心烦失眠。
◎其他：气逆上攻，咳嗽气喘，发热恶寒，肩背疼痛，脊背强急，肋间神经痛。

## 譩譆

【穴解】譩譆，指压按此穴时患者呼出的声音。

【部位/取穴】此穴位于背部，第6胸椎棘突下，后正中线旁开3寸。

【功能主治】◎宣肺理气，通络止痛：咳嗽气喘，胸痛引背。
◎其他：热病汗不出，疟疾，烦虚不眠，目眩，目痛，鼻衄。

## 膈关

【穴解】膈，心之下、脾之上；关，关卡。膈膜中的阳气由此穴上输足太阳膀胱经，故名膈关。

【部位/取穴】此穴位于背部，第7胸椎棘突下，后正中线旁开3寸。

【功能主治】◎宽胸理气，和胃降逆：饮食不下，胸中噎闷，呕吐，呃逆，嗳气，多涎。
◎其他：脊背疼痛，小便发黄。

## 魂门

【穴解】魂，肝之神、阳热风气；门，出入的门户。肝的阳热风气由此穴外输足太阳膀胱经，故名魂门。

【部位/取穴】此穴位于背部，第9胸椎棘突下，后正中线旁开3寸。

【功能主治】◎疏肝理气：头痛眩晕，胸胁胀痛，腰背痛，胸背连心痛，癔症。
◎降逆和胃：饮食不下，呕吐，肠鸣，泄泻。
◎其他：小便黄赤。

## 阳纲

【穴解】阳，阳气；纲，网的总绳。此穴内的阳热风气由脏腑外输的阳气汇聚而成，对体内外输的阳气有执掌总提纲的作用，故名阳纲。

【部位/取穴】此穴位于背部，第10胸椎棘突下，后正中线旁开3寸。

【功能主治】◎疏肝利胆：胸胁胀满、疼痛，黄疸，身热，消渴。
◎健脾和中：腹痛，肠鸣，泄泻，痢疾，腹满虚胀，饮食不下。

## 意舍

【穴解】意，脾之神、脾气；舍，来源。脾的热燥阳气由此穴外输足太阳膀胱经，故名意舍。

【部位/取穴】此穴位于背部，第11胸椎棘突下，后正中线旁开3寸。

【功能主治】◎健脾和胃：腹满虚胀，肠鸣，泄泻，呕吐，饮食不下。
◎利胆化湿：消渴，黄疸，身热目黄，小便黄赤，脊痛，恶风寒。

## 胃仓

【穴解】胃，胃腑；仓，存贮聚散的仓库。胃腑的湿热阳气至此穴后既不能上行又不能下行，而只能屯留于此穴之中，故名胃仓。

【部位/取穴】此穴位于背部，第12胸椎棘突下，后正中线旁开3寸。

【功能主治】◎和胃健脾，消食导滞：腹胀，胃脘痛，小儿积食，便秘。
◎其他：水肿，背脊痛。

## 肓门

【穴解】此穴与膏肓相对应，膏肓为膏脂之物的输出之处，而此穴则为膏脂之物的回落之处，故名肓门。

【部位/取穴】此穴位于腰部，第1腰椎棘突下，后正中线旁开3寸。

【功能主治】理气和胃，清热消肿：腹痛，胃脘痛，痞块，便秘。

## 志室

【穴解】志，肾之精、肾气；室，房屋之内间，与堂相对（堂在前、室在后）。肾的寒湿水气由此穴外输足太阳膀胱经，是留住人体精气的重要地方。

【部位/取穴】此穴位于腰部，第2腰椎棘突下，后正中线旁开3寸。

【功能主治】◎益肾固精，清热利湿：遗精，阳痿，阴部肿痛，小便淋沥，水肿。
◎强壮腰膝：背痛，腰脊强痛，两胁急痛。

◎其他：消化不良，腹胀，呕吐，失眠，健忘，多梦。

## 胞肓

【穴解】胞，包裹胎儿的膜质囊；肓，心下的膈膜。此穴物质为来自胞宫中的膏脂之物，与心下膈膜中外输的膏脂之物同性，故名胞肓。

【部位/取穴】此穴位于臀部，横平第2骶后孔，骶正中嵴旁开3寸。

【功能主治】◎补肾强腰：腰脊痛。
◎通利二便：小便不利，小腹胀满，尿闭，阴肿，肠鸣，腹胀，便秘。

## 秩边

【穴解】秩，古指官吏的俸禄，这里指肺金之气（此穴属足太阳膀胱经，五行之水当值为官，其侍俸者为金气）；边，旁、侧。臀部外散的水湿之气由此穴传于足太阳膀胱经，故名秩边。

【部位/取穴】此穴位于臀部，横平第4骶后孔，骶正中嵴旁开3寸。

【功能主治】◎舒筋活络，强壮腰膝：骶痛、不能俯仰，下肢痿痹。
◎调理下焦，通利二便：小便不利、赤黄，阴痛，大便难下，痔疮。

## 合阳

【穴解】合，会合、会集；阳，阳热之气。足太阳膀胱经吸热上行的阳热之气在此穴聚集，故名合阳。

【部位/取穴】此穴位于小腿后面，在委中与承山的连线上，委中直下2寸处。

【功能主治】◎舒筋通络，强健腰膝：下肢酸痛麻木，膝胫酸胀肿痛。
◎调经止带：崩漏，带下，阴痛，睾丸炎，阳痿。
◎其他：癫痫。

## 承筋

【穴解】承，承受；筋，腓肠肌。此穴是承受人体某部位筋肉的穴位，在腓肠肌两肌腹之间，为足太阳膀胱经经筋所结之处，故称承筋。

【部位/取穴】此穴位于小腿后面，在委中与承山的连线上，腓肠肌两肌腹之间，委中直下5寸。

【功能主治】◎强健腰膝，舒筋活络：腰脊拘急疼痛，膝及小腿酸重、疼痛、麻木，霍乱转筋，脚肿跗痛。
◎清泻肠热：呕吐，腹泻，便秘，痔疮。
◎其他：头眩痛，头晕。

## 承山

【穴解】承，承受、承托；山，此处指脾土。随足太阳膀胱经经水下行的脾土微粒在此固化，沉降的脾土堆积如大山之状，故名承山。

【部位/取穴】此穴位于小腿后面，委中与昆仑之间，当伸直小腿时或足跟上提时，在腓肠肌两肌腹下出现的尖角凹陷中。

【功能主治】◎理气止痛，舒筋活络：腰背疼痛，腿痛、转筋，足跟痛，足挛引起小腹痛，脚气。
◎泻热消痔：痔疮，便秘，呕吐，腹泻，腹胀。
◎其他：咽喉肿痛，癫痫，小儿惊厥，疝气。

## 飞扬

【穴解】飞，飞翔；扬，举起。此穴为足太阳膀胱经之络穴，能祛风、健腰膝、助行走，使人矫健、举步如翔，故名飞扬。

【部位/取穴】此穴位于小腿后面，在外踝后，昆仑直上7寸，承山外下方1寸处。

【功能主治】◎清热安神：癫狂，癫痫。
◎舒筋活络：腰背痛，腿软无力，筋急不能屈伸。
◎其他：头痛，头晕，目眩，鼻塞，鼻衄。

## 跗阳

【穴解】跗，脚背；阳，阳气。此穴的水湿之气是依靠脚背上行的阳气才得以上行的，故名跗阳。

【部位/取穴】此穴位于小腿后面，在外踝后，昆仑直上3寸处，按压有酸胀感。

【功能主治】舒筋活络，退热散风：头痛，腰骶痛，下肢痿痹，外踝肿痛，面部神经麻痹。

## 昆仑

【穴解】古人以昆仑山为最高峰，这里比喻外踝骨突起伏如昆仑。此穴在外踝骨高点之后方，故名昆仑。

【部位/取穴】此穴位于足部外踝后方，外踝尖与跟腱之间的凹陷中。

【功能主治】◎安神清热：癫痫，小儿痫症，头痛目眩，目痛如脱。
◎舒筋活络：项强，肩背拘急，腰骶疼痛，脚跟痛，足肿不能着地。
◎其他：难产，胞衣不下，腹痛，腹泻，大便难下，疟疾，心痛引背，胸满暴喘。

## 仆参

【穴解】穴内物质为寒湿水气，穴外传来的火热之气仅能使较少的寒湿水气气化上行于天，火热之气相对于此穴的寒湿水气而言就如奴仆一般，故名仆参。

【部位/取穴】此穴位于足外侧，在外踝后下方，昆仑直下，跟骨外侧，赤白肉际处。

【功能主治】◎舒筋活络，强壮腰膝：足跟痛，腰痛，霍乱转筋，脚气，膝痛。
◎其他：癫狂，癫痫，吐逆，淋浊，癔症。

## 申脉

【穴解】申，伸展；脉，筋脉。此穴在外踝之下，为足关节屈伸着力之处，因可用于治筋脉拘急、屈伸不利及气郁而生的诸多疾病，故名申脉。

【部位/取穴】此穴位于足外侧，外踝直下的凹陷中。

【功能主治】◎清热安神：癫狂，癫痫，中风不语，角弓反张。
◎利腰膝：腰髋冷痛，腰腿痛，足胫痛，外踝红肿，下肢不遂。
◎其他：头痛，目眩，耳鸣，目赤痛，鼻衄，口眼歪斜，恶寒发热。

## 金门

【穴解】金，肺性之气；门，出入的门户。此穴物质为足太阳膀胱经下部经脉上行的阳气，性温热，与肺金之气同性，故名金门。

【部位/取穴】此穴位于足外侧，外踝前缘直下，骰骨下缘凹陷处。

【功能主治】◎安神开窍：癫痫，晕厥，小儿惊风。
◎通经活络：腰酸背痛，下肢痿痹或麻木不仁，膝胫酸痛，霍乱转筋，外踝肿痛。
◎其他：头痛，耳鸣，耳聋。

## 京骨

【穴解】京，古指圆形的大谷仓；

骨，水。此穴物质为足太阳膀胱经吸热蒸升的水湿之气，性寒凉，在此穴为聚集的状态。此穴如同储存谷物的大仓，故名京骨。

【部位/取穴】此穴位于足外侧，第5跖骨粗隆前下方，赤白肉际处。

【功能主治】◎清热止痉：高热，癫狂，癫痫，小儿惊厥，抽搐，佝偻病。
◎明目舒筋：项强，腰腿痛，膝痛脚挛，头痛，目眩，目翳，下肢痿痹，腰背痛。
◎其他：心痛，心悸，疟疾，寒热头痛，心慌，失眠，恶心。

## 束骨

【穴解】束，捆、束缚；骨，水。此穴物质为足太阳膀胱经上部经脉下行的寒湿水气和下部经脉上行的阳气。二气交会后聚集于穴内，既不能升也不能降，如同被束缚了一般，故名束骨。

【部位/取穴】此穴位于足外侧，小趾本节（第5跖趾关节）的后方，赤白肉际处。

【功能主治】◎通经活络：颈强不得回顾，腰背急痛不可俯仰，腰腿痛，下肢后侧痛，脚外踝肿痛。
◎清头明目：头痛，目眩，目内眦赤烂，耳聋。
◎其他：泄泻，痢疾，目黄，崩漏，痔疮，疔疮，癫狂。

## 足通谷

【穴解】通，通道、通行；谷，两山中间的空地。此穴物质为足太阳膀胱经上部下行的寒湿水气及至阴上传于此的湿热水气，二气交会后的运行变化主要是散热、缩合、冷降，冷降之水循足太阳膀胱经回流至阴，故名足通谷。

【部位/取穴】此穴位于足外侧，在小趾本节（第5跖趾关节）的前方，赤白肉际处。

【功能主治】◎通经活络，清头明目：头重且痛，视物不清，颈项强直，眩晕，鼻塞。
◎其他：胸满咳嗽，崩漏，癫狂。

## 至阴

【穴解】至，尽、到达；阴，即谓本经之气终止处。至此已入足少阴肾经，说明阳气已尽，阴气将起，由此复行于阴分，故名至阴。

【部位/取穴】此穴位于小趾末节外侧，距趾甲角0.1寸处。

【功能主治】◎正胎催产：胎位不正，难产，胞衣不下。
◎通经活络：脚膝肿痛，转筋，足下热。
◎清头明目：头痛，颈项强痛，目赤肿痛，目翳，鼻塞，鼻衄。
◎其他：疝气，周身瘙痒，汗不出，心烦。

# 足厥阴肝经

## 全面解析足厥阴肝经

足厥阴肝经是从脚起，沿着腿内侧，上行至胸部的一条重要经脉，对治疗肝气郁滞导致的妇科疾病和脾胃疾病都非常有效。本经一侧有14个穴位（左右两侧共28个穴位），其中2个穴位分布在腹部和胸部，12个穴位分布在下肢内侧，首穴为大敦，末穴为期门。

### 主治病症

本经主治泌尿生殖系统病症、神经系统病症、肝胆病症、眼病及本经脉所经过部位的病症。具体如胸满、呕逆、腰痛、疝气、遗尿、小便不利、月经不调、子宫出血、性功能减退、烦躁易怒、失眠、视力减退、头晕目眩、易疲劳、口咽干燥等。

### 足厥阴肝经异常导致的疾病

足厥阴肝经出现异常会导致以下问题：腰痛，脸色晦暗，皮肤没有光泽，咽喉干燥，胸部憋闷，腹泻，呕吐，遗尿或排尿困难，疝气或腹部两侧疼痛。

### 足厥阴肝经的保健功效

◎《黄帝内经》提到，肝是“将军之官，谋略出焉”。意思为肝是将军，主谋略。由此可见，人的聪明才智能不能发挥完全在于肝气足与不足，如果肝气足，人的反应就会很敏捷；如果肝气不足，人就会显得比较迟钝、不聪明。

◎肝藏血，若肝功能出现问题，那么控制血的能力就会变差，极易导致出血症，如鼻衄、脑出血、视网膜出血、便血、胃出血等。

◎肝主疏泄，如果肝的疏泄功能正常，人就会感到愉悦、舒服。肝的疏泄功能出现障碍往往表现在情绪上，比如容易生气以致吃不下饭。

◎肝主宗筋，从足厥阴肝经的经脉走向可知其是绕着阴器走行的。阴器是宗筋，足厥阴肝经绕着阴器转了一周，所以男性生殖方面的问题跟该经有密切的关系。

◎肝属木，肩负着排除体内不断蓄积的毒素的任务，是解毒的脏器。

### 足厥阴肝经的最佳保养时段

丑时（1时—3时）是足厥阴肝经气血最旺的时刻。如果丑时不能入睡，肝脏还在输出能量去支持人的思维和行动，就无法完成新陈代谢。所以，此时不能入睡的人往往面色青灰、情志怠慢而躁、易生肝病。因此，丑时最好的养生方式就是睡觉。

# 足厥阴肝经

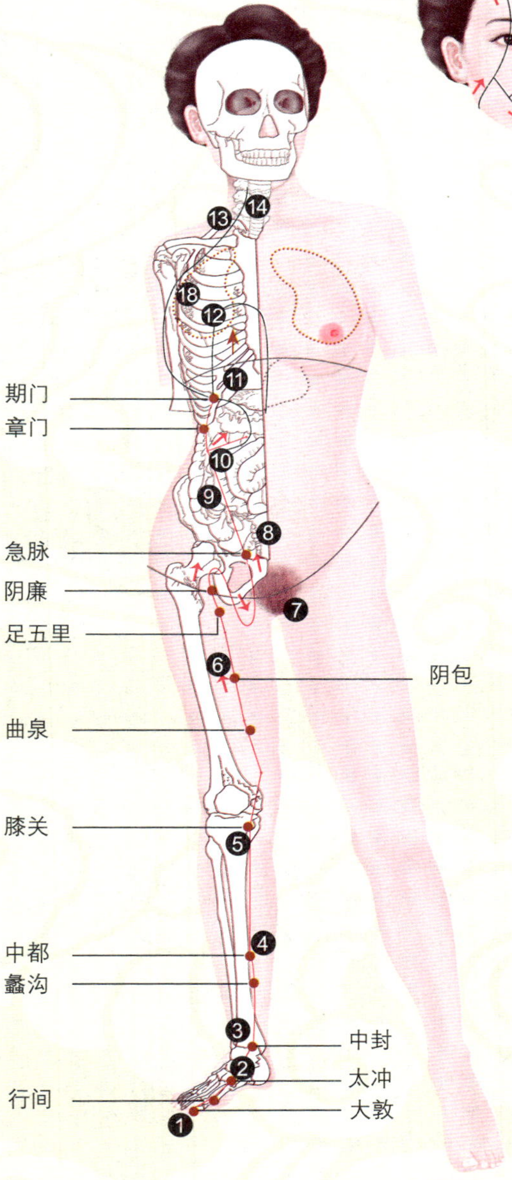


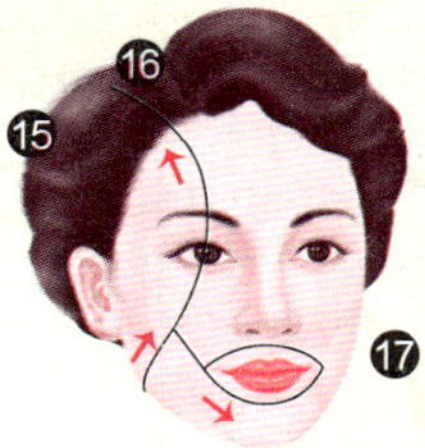

## 循行路线

足厥阴肝经起于大趾（见①），向上沿跗部上行（见②），经内踝前1寸处（见③），行至内踝上8寸处（见④），交出于足太阴脾经之后，沿小腿内侧正中上行，经膝关节内侧（见⑤），沿大腿内侧（见⑥）进入阴部（见⑦），环绕阴部（见⑧），上至小腹部（见⑨），挟胃旁过，属于肝，联络胆腑（见⑩），向上通过膈肌（见⑪），分布于胁肋部（见⑫），沿气管后侧（见⑬）向上进入咽喉部（见⑭），连接于“目系”（见⑮），上行出于额部，与督脉交会于头顶（见⑯）。

**目系支脉：**从“目系”下行经过面颊，环绕口唇之内（见⑰）。

**肝部支脉：**从肝分出，通过膈肌，向上流注于肺，与手太阴肺经相接（见⑱）。

## 全面介绍足厥阴肝经腧穴

### 大敦

【穴解】大，丰富；敦，敦厚。此穴在大趾末端肌肉处，形如敦状，故名大敦。

【部位/取穴】取正坐位或仰卧位，于大趾（靠第2趾一侧）趾甲根角侧0.1寸处取穴。

【功能主治】◎疏肝理气，缓急止痛：疝气，阴挺，癫痫，脑出血后遗症，嗜睡，阴茎痛，胃脘痛，便秘，心绞痛，冠心病。
◎调经通淋：遗尿，月经不调，经闭，崩漏，子宫出血，带下，子宫脱垂等。

### 行间

【穴解】行，行走；间，病愈为病间。此穴为行走着力之穴位，泻之能使郁气通行，得通行而病告愈，故名行间。

【部位/取穴】取正坐位或仰卧位，在足背第1、2趾趾缝端赤白肉分界处的凹陷中，稍靠大趾边缘处。

【功能主治】清肝泻热，息风活络：头痛，目眩，目赤肿痛，疝气，小便不利，崩漏，癫痫，带下，中风，睾丸炎，阴茎痛，疝气，功能性子宫出血，痛经，小儿惊风，神经衰弱，脑血管后遗症，消化不良，便秘，胃脘胀痛，呃逆。

### 太冲

【穴解】太，极；冲，要冲。抬足行走，首当其冲。此穴在跗上，大趾内侧，故名太冲。

【部位/取穴】取正坐位或仰卧位，于足背侧，第1、2跖骨之间的连接部位，以手指沿大趾、次趾夹缝向上移压，压至能感觉到动脉应手，即此穴。

【功能主治】◎泻肝火，清头目：头痛，眩晕，目赤肿痛，胁痛，癫痫，小儿惊风，高血压，失眠多梦。
◎行气血，化湿热：疝气，崩漏，月经不调，呃逆，功能性子宫出血，子宫收缩不全，遗尿，泌尿系统感染，腹痛，腹胀，大便困难，心绞痛。

### 中封

【穴解】中，中间；封，聚土成凸。“厥阴之筋，结于内踝之前”，即此穴位于内踝外踝之间，故名中封。

【部位/取穴】屈足背，在内踝前下方，胫骨前肌与踇长伸肌腱之间的凹陷中取穴。

【功能主治】◎清泻肝胆：肝炎，黄

疝，腹部膨胀，纳差。
◎通利下焦：小便不利，遗精，尿闭，阴茎痛，尿路感染，疝气，腹痛。
◎舒筋通络：腰足冷痛，内踝肿痛，踝关节扭伤。

## 蠡沟

【穴解】蠡，虫啮成孔；沟，狭小的凹陷。当足跖屈时，此穴处呈一小凹陷，如沟状，且此穴主治阴痒，痒时如虫爬行阴部，故名蠡沟。

【部位/取穴】取正坐位或仰卧位，在内踝尖上5寸的胫骨内侧面上作一水平线，可在胫骨内侧面的后1/3与中1/3交点处取穴。

【功能主治】◎疏肝理气，调经止带：月经不调，带下，子宫内膜炎，功能性子宫出血，尿闭，疝气。
◎通络止痛：腰背部及膝关节急慢性损伤。

## 中都

【穴解】中，穴内部；都，都市。此穴物质为蠡沟传来的水湿之气，至此穴后水湿之气聚集而成一个水湿气场，而此穴如同足厥阴肝经气血的集散之地，故名中都。

【部位/取穴】取正坐位或仰卧位，在内踝尖上7寸的胫骨内侧面作一水平线，可在胫骨内侧面的上1/3与中1/3交点处（蠡沟上2寸）取穴。

【功能主治】◎疏肝理气，调经止血：痛经，月经不调，疝气，崩漏，腹痛，泄泻，产后恶露不净，盆腔炎，痢疾，肠炎。
◎通络止痛：膝关节炎，下肢麻痹、疼痛，足软无力。

## 膝关

【穴解】膝，膝部；关，关卡。足厥阴肝经上行的大部分阴湿水气至此穴后无力上行而沉降于下，只有少部分水气吸热后继续上行，此穴如同关卡一般阻挡滞重水气的上行，故名膝关。

【部位/取穴】屈膝，先取胫骨内侧髁下缘的阴陵泉，再于其后方1寸处取穴。

【功能主治】散风祛湿，疏通关节：膝髌肿痛，下肢痿痹，痛风，风湿及类风湿性关节炎。

## 曲泉

【穴解】此穴居屈膝横纹内侧端凹陷处，经气深邃如泉，故名曲泉。

【部位/取穴】屈膝，正坐位或卧位，在膝内侧横纹端凹陷处取穴。

【功能主治】清利湿热，通调下焦：小便不利，盆腔炎，崩漏，子宫内膜炎，阴痒，月经不调，痛经，带下，子宫脱垂，阴道炎，前列腺炎，遗精，阳痿，子宫收缩不全，尿潴留，肾炎。

## 阴包

【穴 解】穴位在股内侧称“阴”，而“包”指包藏。此穴在足太阴脾经和足少阴肾经的两阴之间，故名阴包。

【部位/取穴】屈膝，正坐位或卧位，在股骨内上髁直上4寸，即曲泉直上4寸，股薄肌与缝匠肌之间取穴。

【功能主治】调经止痛，利尿通淋：腹痛，遗尿，小便不利，月经不调，盆腔炎，腰腿疼痛，骶髂关节炎，腰肌劳损，腹股沟淋巴结炎。

## 足五里

【穴 解】此穴在足部，气血的作用范围如有五里之广，故名足五里。

【部位/取穴】仰卧位，伸足，先取曲骨旁开2寸处的气冲，再于其直下3寸处取穴。

【功能主治】疏理肝经之气，清利下焦湿热：小腹痛，小便不利，阴挺，睾丸肿痛，嗜卧，瘰疬，阴囊湿疹，尿潴留，遗尿，股内侧痛，小腹胀满、疼痛，倦怠，胸闷气短。

## 阴廉

【穴 解】内侧为“阴”，边缘为“廉”，这个穴位在大腿内侧近边缘处，故名阴廉。

【部位/取穴】仰卧位，伸足，先取曲骨旁开2寸的气冲，再于其直下2寸处取穴。

【功能主治】调经止带，通利下焦：月经不调，带下，下腹痛。

## 急脉

【穴 解】顾名思义，此穴是可以治疗急症的穴位，临床上多用于治疗下腹部的急症。

【部位/取穴】在耻骨结节的外侧，气冲外下方腹股沟股动脉搏动处，前正中线旁开2.5寸处取穴。

【功能主治】疏肝理气，通调下焦：疝气，小腹痛，阴挺，阴部肿痛，睾丸鞘膜积液。

## 章门

【穴 解】章，障；门，守护与禁要之处。此穴善治癥、瘕、疝、痞及脏之郁结诸症，取之犹开“四章之门”，用于通痞塞之气，故名章门。

【部位/取穴】仰卧或侧卧时，在腋中线上取穴；合腋屈肘时，在肘尖处，第11肋游离端下际取穴。

【功能主治】疏肝健脾，理气散结，清利湿热：腹痛，腹胀，胁痛，泄泻，痞块，消化不良，呃逆，呕吐，肠炎，肝炎，黄疸，肝脾肿大，疳积，高血压，胸胁痛，腹膜炎，烦热气短，胸闷肢倦，腰脊酸痛等。

## 期门

【穴解】此穴对周期性的血症有效，如月经不调等，故名期门。

【部位/取穴】在胸部乳头直下，第6肋间隙处，前正中线旁开4寸（与巨阙齐平）。

【功能主治】疏肝利胆，和胃消食，理气活血：胸胁胀痛，腹胀，呕吐。

### 经络养生小课堂

**一套小功法，健康全扫描**

现代社会，快节奏的生活方式和重重的压力让人们的身体遭受了不少损伤。那么如何衡量一个人的身体的健康程度呢？相关专家给出了两个健康测试小功法。

**测试小功法1：双臂上下背后相握**

［动作步骤］

站立，背部挺直，右手贴耳上举并伸直，手肘向颈后弯曲，手心向内。左臂从后背下方向上弯曲，手心向外，与右手交握。换另一侧进行同样的测试。

［关键］

双手能否互相接触，以及接触的程度如何？健康状况良好者能双手完全相握。

［目的］

◎了解自己的肩部肌肉群、大臂肌肉群、上背部肌肉群的活动能力。

◎了解自己的肩关节、肩胛骨的活动范围。

◎了解自己驼背的程度（只有胸腔充分扩张才能双手互触）。

**测试小功法2：反握手腕于胸前翻转**

［动作步骤］

（1）双手在体前平举，手背相对后手腕上下交叉，掌心相对，十指相握。

（2）屈肘，将交叉相握的双手由下向胸部翻转。

（3）将交叉相握的双手由胸部向上、向外翻转，伸直。

［关键］

在翻转后，双肘是否能伸直？双手掌心是否还能紧紧相贴？

［目的］

◎了解自己的肩部肌肉群、大臂肌肉群、小臂肌肉群的活动能力。

# 足少阴肾经

## 全面解析足少阴肾经

足少阴肾经是从脚开始，沿腿内侧循行于上胸腹的一条重要经脉。因为肾为先天之本，所以足少阴肾经在经络养生中非常重要。本经一侧共有27个穴位（左右两侧共54个穴位），其中10个穴位分布在下肢内侧，17个穴位分布在胸腹部前正中线的两侧，首穴为涌泉，末穴为俞府。

### 主治病症

本经主治泌尿生殖系统疾病，还可治疗神经系统、呼吸系统、消化系统、循环系统等的病症和本经循行部位的病症。

### 足少阴肾经异常导致的疾病

足少阴肾经一旦不通畅，人就会出现以下症状。

◎虽然感觉很饿，但并不想吃东西。肾藏精，是先天之本，即元气的根本。人的元气不足了，就没有力量去消化食物了，所以饿了也不想吃，况且吃了以后反而耗损元气，更加损伤身体。

◎面色发黑，没有光泽。中医认为，肾在五行中属黑，所以，如果人“面如漆柴”，就表明肾有毛病；“咳唾则有血”，即人只要一咳嗽或吐唾沫，咳出来的东西或唾沫里边就有血，就多是由于足少阴肾经不再收敛血液导致的。

◎中医认为，肾主纳气，足少阴肾经的经气一旦不足，就会出现哮喘，表现出不能深深地吸气、气短等症状。

◎足少阴肾经一旦异常，人就会惊恐，总担心或害怕有事情发生。这是肾虚的表现。

### 锻炼足少阴肾经的小动作

足少阴肾经在腿部后面的内侧，日常要做一些对肾脏有帮助的运动，如下班后骑自行车、散步回家及爬楼梯等。

### 足少阴肾经的最佳保健时段

足少阴肾经在酉时（17时—19时）的经气最旺。经过申时的泻火排毒，肾在酉时进入贮藏精华的阶段，此时可循经按摩其腧穴。

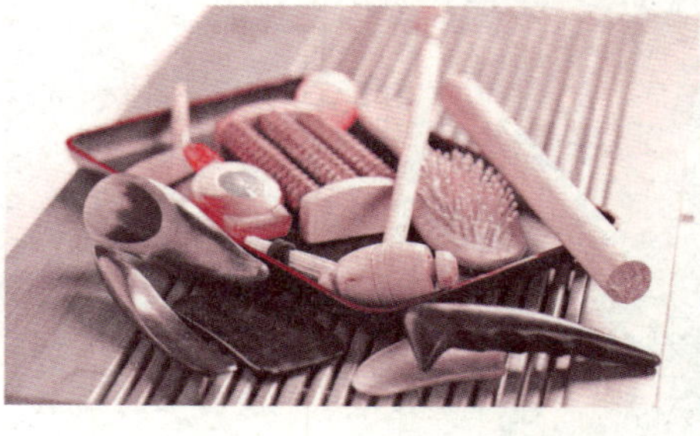

# 足少阴肾经

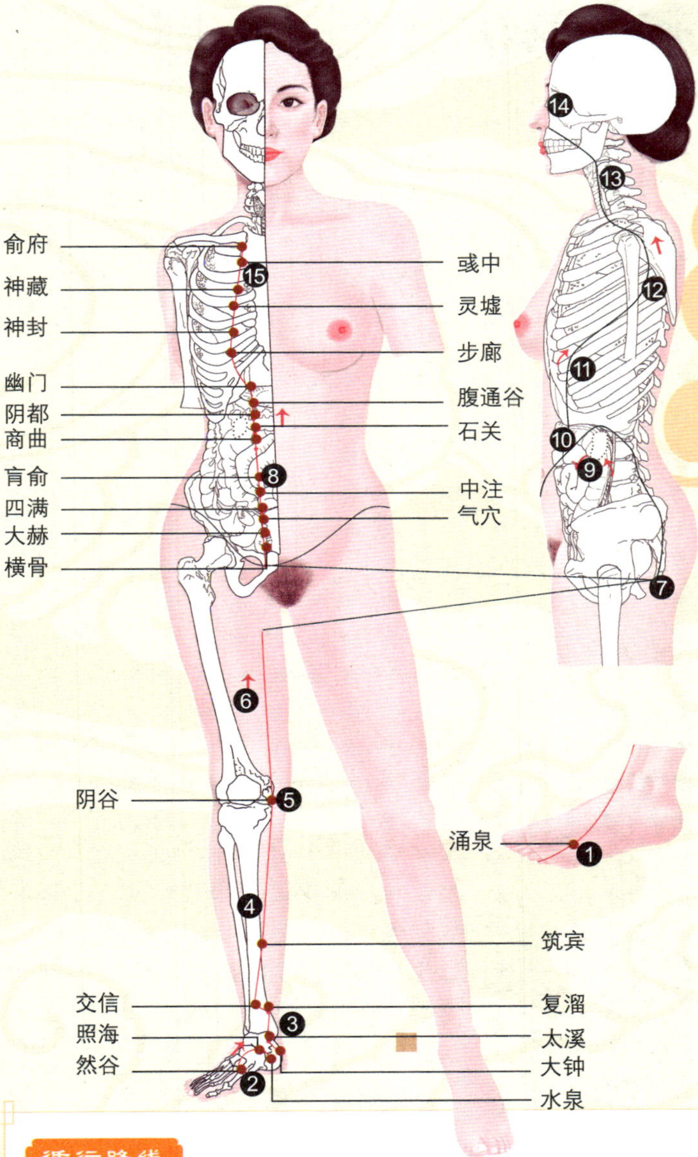


**循行路线**

足少阴肾经起于小趾下面，斜走于足心（涌泉）（见①），出于足舟骨粗隆的下方（见②），沿内踝后缘（见③），向上沿小腿内侧后缘（见④），到达腘窝内侧（见⑤），上行经过大腿内侧后缘（见⑥），进入脊柱内（长强），穿过脊柱（见⑦），属于肾（见⑧），联络膀胱（见⑨）。

**直行支脉：** 从肾上行（见⑩），穿过肝和膈肌（见⑪），进入肺（见⑫），沿喉咙（见⑬），到达舌根两旁（见⑭）。

**另一支脉：** 从肺中分出，联络心，流注于胸中，与手厥阴心包经相接（见⑮）。

## 全面介绍足少阴肾经腧穴

### 涌泉

【穴解】涌，喷出；泉，地下出水处。此穴承足太阳膀胱经之阳而至于阴经，有如涌泉之功，为足少阴肾经脉气所出之处，故名涌泉。

【部位/取穴】此穴位于足底部，屈足卷趾时足前部凹陷处，约在足底第2、3趾趾缝纹头端与足跟连线的前1/3与后2/3交点上；可在足心前1/3的凹陷处取穴。

【功能主治】◎苏厥开窍：头痛，眩晕，昏迷，休克，中风，中暑，小儿惊风。
◎滋阴益肾：水肿，阳痿。
◎其他：足膝冷痛，大腿内后缘痛，足心热，咳嗽，气短，咯血，恶心，呕吐，胃脘痛，泄泻，大便难下，心烦，心痛。

### 然谷

【穴解】然，燃；谷，两山之间的空地。足少阴肾经外涌的下部经水在此大量气化，经水如同被燃烧蒸发一般，故名然谷。

【部位/取穴】此穴位于足内侧缘，足舟骨粗隆下方，赤白肉际处；可在足舟骨粗隆下缘凹陷中取穴。

【功能主治】◎益气固肾，清热利湿：月经不调，阴挺，阴痒，阳痿，遗精，白浊，小便不利。
◎舒筋活络：足跗肿，转筋，寒湿脚气。
◎其他：咽喉疼痛，舌强，失音，咯血，气短，心痛，自汗盗汗，泄泻，痢疾。

### 太溪

【穴解】太，高大与尊贵；溪，肉之会。此穴在内踝与跟腱间形如溪谷之处，乃人体元气旺盛与尊贵之处，能断人的死生，故名太溪。肾为十二经生气之源，太溪为肾之原穴。

【部位/取穴】此穴位于足内侧，内踝后方，内踝与跟腱间的凹陷中。

【功能主治】◎滋阴益肾，壮阳强腰：月经不调，遗精，阳痿，小便频数，尿黄。
◎滋阴潜阳：头痛，目眩，咽喉肿痛，牙痛，耳鸣，衄血。
◎交通心肾：心悸，心痛。
◎舒筋活络：腰脊痛，下肢痹痛，下肢厥冷，下肢不遂，内踝及足跟肿痛。
◎其他：咳喘，胸痛，霍乱，泄泻。

### 大钟

【穴解】大，巨大；钟，古指编钟，一种乐器，其声浑厚洪亮。足少阴肾经的经水在此如瀑布般从高处落下，声如洪钟，故名大钟。

【部位/取穴】此穴位于足内侧，内踝后下方，在跟腱附着部的内侧前方凹陷中。

【功能主治】◎益肾平喘：咳嗽，气喘，胸中胀满。
◎调理二便：大便不利，腹满，小便不利。
◎调理情志：痴呆，善恐易怒，失眠，健忘，多梦。
◎舒筋活络：腰脊强痛，足跟痛。

## 水泉

【穴解】水，水液；泉，水潭。足少阴肾经的经水在此聚集形成水潭，故名水泉。

【部位/取穴】此穴位于足内侧，内踝后下方，太溪直下1寸，跟骨结节的内侧凹陷中。

【功能主治】◎清热益肾：月经不调，闭经，阴挺，崩漏，小便不利。
◎其他：双目昏花，腹痛。

## 照海

【穴解】照，明；海，广大深远。肾为水藏，中寓真阳，水中有火，则可明照四海，及于周身，不遗微小，故名照海。

【部位/取穴】此穴位于足内侧，内踝尖下1寸，内踝下方凹陷中。

【功能主治】◎滋阴清热：头目昏沉，咽喉干痛，目赤肿痛，小便频数，尿黄。
◎调经止痛：月经不调，痛经，赤白带下，阴挺，阴痒，难产，产后恶露不下，产后腹痛。
◎调情志：癫痫，惊恐不宁，不寐，精神忧郁。
◎其他：咳嗽，哮喘，痰多，饥不欲食，便秘。

## 复溜

【穴解】复，指往来；溜，指通调水道。此穴可维护与恢复水液的正常流行，故名复溜。

【部位/取穴】此穴位于小腿内侧，太溪直上2寸，跟腱的前方。

【功能主治】◎补肾益阴：遗精，崩漏，带下。
◎舒筋活络：腰脊强痛，不能俯仰起坐，足痿。
◎温阳利水：水肿，身热无力，汗出不止，盗汗，消渴。
◎调情志：癫狂，善怒多言。

## 交信

【穴解】古代以仁、义、礼、智、信这“五德”配“五行”，信属脾土。足少阴肾经从此处交会于三阴交，故名交信。

【部位/取穴】此穴位于小腿内侧，在太溪直上2寸，复溜前0.5寸，胫骨内侧缘的后方。

【功能主治】◎益肾调经：月经不调，崩漏，闭经，阴挺，阴痒，睾丸肿痛。
◎调理二便：泄泻，便秘，痢疾。
◎舒筋活络：下肢痹痛，腰痛。

## 筑宾

【穴解】筑，同祝，意为庆祝；宾，宾客。足三阴经气血混合重组后的凉湿水气既无热燥之性，亦无寒冷之性，为足少阴肾经所喜，此穴受此气血如待宾客，故名筑宾。

【部位/取穴】此穴位于小腿内侧，在太溪与阴谷的连线上，太溪直上5寸，腓肠肌肌腹的内下方。

【功能主治】◎化痰宁心：癫狂，癫痫，吐涎沫。
◎祛湿活血，舒筋活络：小腿内侧痛，腿软无力，腓肠肌痉挛。

## 阴谷

【穴解】阴，内侧；谷，肉之大会。此穴居于下肢腘窝内侧凹陷处，故名阴谷。

【部位/取穴】此穴位于腘窝内侧，屈膝时，在半腱肌肌腱与半膜肌肌腱之间。

【功能主治】◎益肾调经：月经不调，赤白带下，阳痿，小便难下。
◎理气止痛：腹胀，胃脘疼痛。
◎舒筋活络：膝关节痛。
◎其他：疝气。

## 横骨

【穴解】横，横向移动的风气；骨，指穴内物质中富含骨所主的水液。足少阴肾经的水湿之气在此横向外传，外传的风气中富含水分，故名横骨。

【部位/取穴】此穴位于下腹部，脐中下5寸，前正中线旁开0.5寸。

【功能主治】◎益肾助阳，调理下焦：阴部胀痛，闭经，遗精，阳痿，遗尿，小便不通，腹痛。
◎其他：疝气，腰痛，目赤肿痛，视物模糊。

## 大赫

【穴解】大，盛；赫，红如火烧，十分显耀。此穴物质为体内冲脉外出的高温、高压水湿之气，因其高温而如火烧一般显耀，因其高压而强劲盛大，故名大赫。

【部位/取穴】此穴位于下腹部，脐中下4寸，前正中线旁开0.5寸。

【功能主治】◎益肾助阳，调经止带：阴部胀痛，阴挺，痛经，带下，男子虚劳，遗精，阴茎痛，遗尿。
◎其他：目赤肿痛，腹胀，泄泻，小腹急痛。

## 气穴

【穴解】气，肾气；穴，土室。穴内物质为气态物，故名气穴。

【部位/取穴】此穴位于下腹部，脐中下3寸，前正中线旁开0.5寸。

【功能主治】◎调理冲任，益肾暖胞：月经不调，腹痛，带下，子宫虚寒，急性肠胃炎。
◎其他：腰脊痛，目赤肿痛，泄泻，痢疾，肠绞痛。

## 四满

【穴解】四，四面八方，有广阔之意；满，充斥、充满。足少阴肾经冲脉气血在此穴散热冷凝，充斥穴内各个空间，故名四满。

【部位/取穴】此穴位于下腹部，脐中下2寸，前正中线旁开0.5寸，按压有酸胀感。

【功能主治】◎理气调经，利水消肿：腹痛，腹胀，月经不调，崩漏，带下，产后恶露不净，遗精，遗尿，水肿，小便不利。
◎其他：便秘，泄泻，目赤肿痛，腹胀，腹痛。

## 中注

【穴解】中，里部；注，注入。足少阴肾经冲脉的冷降经水由此穴注入体内，故名中注。

【部位/取穴】此穴位于下腹部，脐中下1寸，前正中线旁开0.5寸。

【功能主治】◎调经止带：月经不调，白带异常。
◎通调腑气：泄泻，痢疾，润肠，大便燥结。
◎其他：腰腹冷痛，目赤肿痛。

## 肓俞

【穴解】肓，心下膈膜，此处指膏脂之物；俞，输。胞宫中的膏脂之物由此穴外输体表，故名肓俞。

【部位/取穴】此穴位于腹中部，脐中旁开0.5寸。

【功能主治】◎理气止痛，润肠通便：呕吐，腹胀，绕脐疼痛，小腹热，痢疾，泄泻，便秘。
◎其他：月经不调，腰脊痛，疝气，目赤肿痛。

## 商曲

【穴解】商，漏刻；曲，隐秘。足少阴肾经冲脉气血至此穴后散热冷缩，少部分水气吸热后循经上行，如从漏刻中传出不易被人觉察，故名商曲。

【部位/取穴】此穴位于上腹部，脐中上2寸，前正中线旁开0.5寸。

【功能主治】◎健脾和胃，消积止痛：泄泻，痢疾，腹痛，食欲不振。
◎其他：目赤疼痛。

## 石关

【穴解】石，肾所主的水；关，关卡。足少阴肾经冲脉气血至此穴后散热冷降为下部经水，而下部经水不能循足少阴肾经上行，故名石关。

【部位/取穴】此穴位于上腹部，脐中上3寸，前正中线旁开0.5寸。

【功能主治】◎攻坚消满：呕吐，呃逆，胃脘疼痛，腹痛，便秘。
◎调理气血：产后腹痛，月经不调。

## 阴都

【穴解】阴，阴凉水湿；都，都市。足少阴肾经冲脉的上行水气至此穴呈云集状，穴外气血不断地聚集于此穴，同时又不断地向外疏散，此穴如有都市的聚散作用，故名阴都。

【部位/取穴】此穴位于上腹部，脐中上4寸，前正中线旁开0.5寸。

【功能主治】◎调理胃肠：腹胀，肠鸣，胃痛，便秘，心下烦满，黄疸。
◎宽胸降逆：胸胁痛，哮喘。

## 腹通谷

【穴解】腹，意为此穴位于腹部；通，通道、通孔；谷，两山之间的空地。足少阴肾经冲脉气血至此穴后散热冷降为下部经水，经水由此穴的下部孔隙注入下肢，故名腹通谷。

【部位/取穴】此穴位于上腹部，脐中上5寸，前正中线旁开0.5寸。

【功能主治】◎健脾和胃：腹痛，腹胀，呕吐。
◎宽胸安神：心痛，心悸，胸胁急痛，癫痫，惊悸。
◎其他：咳嗽，气喘。

## 幽门

【穴解】幽，深长、隐秘或阴暗的通道；门，出入的门户。足少阴肾经冲脉的寒湿水气至此穴后，在外部传入之热的作用下只有极少部分水气循经上行，足少阴肾经冲脉气血从此由寒湿之性转而变为温热之性，故名幽门。

【部位/取穴】此穴位于上腹部，脐中上6寸，前正中线旁开0.5寸。

【功能主治】◎健脾和胃，降逆止呕：胃脘疼痛，腹胀，呕吐，泄泻。
◎通乳：乳汁不通。
◎其他：胸痛，腰背痛，目赤肿痛。

## 步廊

【穴解】步，步行；廊，走廊。足少阴肾经上传的湿冷水气至此穴后吸热胀散化风而行，风气吹刮下部的脾土微粒滚动向上，如人在走廊中行走一般，故名步廊。

【部位/取穴】此穴位于胸部，第5肋间隙，前正中线旁开2寸。

【功能主治】◎宽胸理气，止咳平

喘：胸胁痛，咳嗽，气喘，鼻塞。
◎其他：呕吐，食欲不振。

## 神封

【穴解】神，上部之气；封，封堵。足少阴肾经的水湿风气至此穴后势弱缓行并散热冷缩，大部分冷缩之气不能循经上行，如被封堵一般，故名神封。

【部位/取穴】此穴位于胸部，第4肋间隙，前正中线旁开2寸。

【功能主治】◎宽胸理气：咳嗽，气喘，胸满不得息。
◎降逆止呕：呕吐，不嗜食。

## 灵墟

【穴解】灵，神灵，此处指上部之气；墟，空虚、荒芜。此穴物质为从神封传来的极少水气，至此穴后因受热而蒸升于上，穴内的气血如同废墟一般，故名灵墟。

【部位/取穴】此穴位于胸部，第3肋间隙，前正中线旁开2寸。

【功能主治】◎肃降肺气：咳嗽，气喘，痰多。
◎疏肝宽胸：胸胁胀痛。
◎其他：呕吐，食欲不振。

## 神藏

【穴解】神，指上部之气；藏，收藏。此穴如同神气的收藏之地一般，故名神藏。

【部位/取穴】此穴位于胸部，第2肋间隙，前正中线旁开2寸。

【功能主治】◎宽胸理气，降逆平喘：咳嗽，气喘，痰多，胸胁烦满。
◎降逆止呕：呕吐，恶心，不嗜食。

## 彧中

【穴解】彧，充盛的样子；中，穴的内部。足少阴肾经的寒湿水气至此穴后吸热而化为充盛于穴内的阳气，足少阴肾经的气血在此又恢复其充盛之状，故名彧中。

【部位/取穴】此穴位于胸部，第1肋间隙，前正中线旁开2寸。

【功能主治】◎宽胸理气，止咳化痰：咳嗽，气喘，痰多，胸胁胀痛。
◎降逆止呕：恶心、呕吐，不嗜食、消化不良。
◎其他：乳汁少。

## 俞府

【穴解】俞，输出；府，内。此穴借血气灵运，而促本经之气，输于内府，故名俞府。

【部位/取穴】此穴位于胸部，锁骨下缘，前正中线旁开2寸。

【功能主治】◎止咳平喘：咳嗽，气喘，胸痛。
◎和胃降逆：腹胀，恶心，呕吐，食欲不振。

# 足太阴脾经

## 全面解析足太阴脾经

脾是后天之本，是气血生化之源。气血充盛、化生有源是机体充满活力的保障。比如疲劳困倦时若刺激一下足太阴脾经，则会获得意想不到的效果。本经一侧有21个穴位（左右两侧共42个穴位），其中11个穴位分布于下肢内侧面，10个穴位分布于腹部及侧胸部，首穴为隐白，末穴为大包。

### 主治病症

本经主治脾、胃等消化系统病症及经脉循行部位的其他病症，如胃痛、恶心、呕吐、打嗝、腹胀、腹泻、黄疸、身体沉重无力、舌根强痛，以及膝关节和大腿内侧肿胀、冷痛等。

### 足太阴脾经异常导致的疾病

足太阴脾经属于阴经，与脏腑联系较为密切，一旦其气血异常，人体就会出现以下病症。

◎大趾内侧、脚内缘、小腿、膝盖或大腿内侧、腹股沟等经络循行部位会出现冷、酸、胀、麻等不适感。

◎脾与血液相关，若脾气虚弱，则会引起痛经，并表现为从小腹到腹股沟再到大腿内侧的放射性痛或寒凉。

◎足太阴脾经跟舌、咽部关系密切，因此，若足太阴脾经异常，人体常会出现舌根发强、吃饭后即吐、不自主地流口水等病症。

### 巧用小动作保健足太阴脾经

足太阴脾经起于大趾之端，对足部进行按压或用脚趾做抓地动作可以促进本经的气血循环；也可以踩按大趾，以刺激隐白和大敦，调和肝脾；还可以采用坐位，搭“4”字腿，用对侧的手逐个按揉或敲打隐白、大都、太白、公孙、三阴交等穴。不方便用手的，也可以用一只脚的脚跟踩另一只脚的太白、公孙等穴。

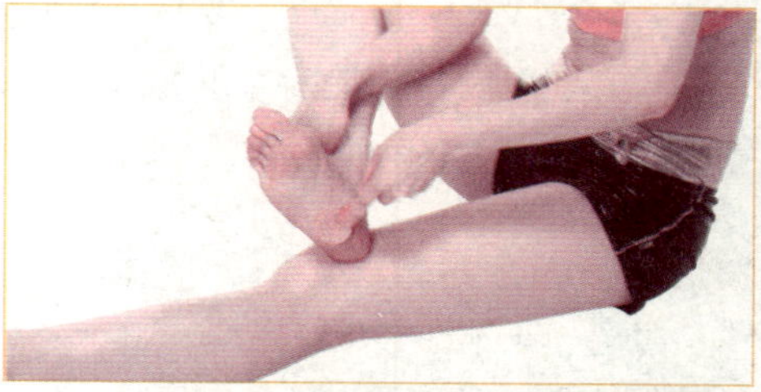

● 搭“4”字腿，顺便再按按脚部的穴位，对保健足太阴脾经大有裨益。

### 足太阴脾经的最佳保健时段

巳时（9时—11时）气血流注于足太阴脾经。这时是其经气最旺盛的时段，调理本经也最容易收效。

# 足太阴脾经

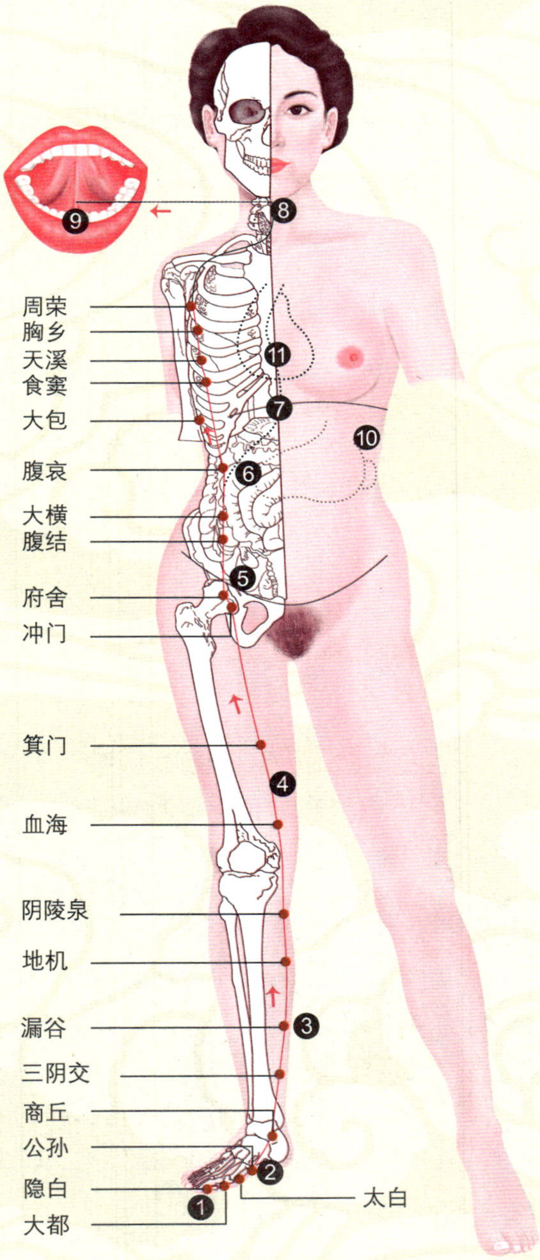


**循行路线**

足太阴脾经起于大趾末端（隐白）（见①），沿大趾内侧赤白肉际（大都，足背皮肤与足掌皮肤交界处），经过大趾本节（第1跖趾关节）后上行，到达内踝前面（见②），向上行至小腿内侧，沿胫骨后缘（三阴交、漏谷），与足厥阴肝经交叉，行于足厥阴肝经之前（地机、阴陵泉）（见③），向上经过膝关节和大腿内侧前缘（血海、箕门）（见④），进入腹部（府舍、腹结、大横）（见⑤），属于脾，联络于胃（腹哀）（见⑥），通过膈肌（见⑦），夹食管两旁（见⑧），连系舌根，散布于舌下（见⑨）。

**胃部支脉：**从胃部分出，向上经过膈肌（见⑩），流注心中，与手少阴心经相接（见⑪）。

# 全面介绍足太阴脾经腧穴

## 隐白

【穴解】金为白色，本经承厉兑之金，由足阳明之阳传交足太阴之阴。土能生金，此穴居阳经之下，为金气隐伏之意，故名隐白。

【部位/取穴】此穴位于大趾末节内侧，距趾甲根角0.1寸。

【功能主治】◎健脾宁神：腹胀，暴泻，善呕，心痛，胸满，咳逆，喘息，惊风。
◎调经统血：月经不止，崩漏，尿血，便血，呕血。

## 大都

【穴解】都，都市。足太阴脾经的气血至此穴后呈聚集之状，如都市之物质聚散也，故名大都。

【部位/取穴】此穴位于足内侧缘，第1跖趾关节前下方赤白肉际凹陷中。

【功能主治】◎健脾利湿：呃逆，泄泻，便秘。
◎和胃宁神：腹胀，胃痛，饮食不化，胸中烦满。

## 太白

【穴解】太，大；白，释义同隐白释义。土能生金，金气至此已明显如星，此穴在高大突起的第1骨小头的后缘，骨高肉白，故名太白。

【部位/取穴】此穴位于足内侧缘，第1跖骨关节后下方赤白肉际凹陷中。

【功能主治】◎健脾化湿，理气和胃：胃痛，肠鸣，泄泻，便秘。
◎各种肿痛：痔漏，脚气。

## 公孙

【穴解】公，指年长，有正直的意思；孙，指幼小，有支源的意思。足太阴的正经如公，别走阳明之络如孙，正经与络脉在此分行，即公孙之义，故名公孙。

【部位/取穴】此穴位于足内侧缘，第1跖骨基底部的前下方。

【功能主治】◎健脾化湿，和胃理中：胃痛，呕吐，腹痛，泄泻，痢疾，水肿。
◎其他：心烦失眠，发狂妄言，肠风下血。

## 商丘

【穴解】商，漏刻；丘，废墟。此穴的气血通道如漏刻滴孔般，强劲的风气吹走了此穴中的脾土微粒，下部脾土如废墟一般，故名商丘。

【部位/取穴】此穴位于内踝前下方

的凹陷中，足舟骨粗隆与内踝尖连线中点的凹陷中。

【功能主治】◎健脾化湿：腹胀，泄泻，痔疮。
◎肃降肺气：哮喘。

## 三阴交

【穴解】此穴为足太阴脾经、足少阴肾经、足厥阴肝经三条阴经交会处，故名三阴交。

【部位/取穴】此穴位于小腿内侧，内踝尖上3寸，胫骨内侧缘后际。

【功能主治】健脾利湿，兼调肝肾：肠鸣，腹胀，泄泻，月经不调，带下，阴挺，不孕，滞产，遗精，阳痿，遗尿，疝气，失眠，下肢痿痹，脚气。

## 漏谷

【穴解】漏，漏落，渗漏；谷，五谷、细小之物，也指凹陷处。上行至此穴的气态物质温度偏低，浊重的部分由上部沉降到下部，如细小的谷粒漏落，故名漏谷。

【部位/取穴】此穴位于小腿内侧，内踝尖与阴陵泉的连线上，内踝尖上6寸，胫骨内侧缘后际。

【功能主治】健脾消肿，渗湿利尿：腹胀，肠鸣，小便不利，遗精，下肢痿痹。

## 地机

【穴解】地，脾土；机，机要。此穴为地气之枢，为治疗腹部和下肢病的枢要之处，故名地机。

【部位/取穴】此穴在小腿内侧，内踝尖与阴陵泉的连线上，阴陵泉下3寸。

【功能主治】◎健脾利湿：腹痛，泄泻，小便不利，水肿。
◎调经固精：月经不调，痛经，遗精，功能性子宫出血。

## 阴陵泉

【穴解】陵有突起之意，阴陵指人体的隆起处；泉，水出于隆起处之下的凹陷处。此穴在膝部内侧高大隆起处的下方，故名阴陵泉。

【部位/取穴】此穴位于小腿内侧，胫骨内侧髁后下方凹陷中。

【功能主治】◎健脾渗湿：腹胀，泄泻，水肿，黄疸，小便不利或失禁。
◎益肾固精：阴茎痛，遗精。

## 血海

【穴解】血，气血；海，百川所归之处。此穴有引血归脾之效，犹如百川入归诸海，故名血海。

【部位/取穴】此穴位于大腿内侧，髌底内侧端上2寸，股四头肌的隆起处。屈膝，将左手掌心按在右膝髌骨上缘，食指和小指向上伸直，拇指约呈45° 斜置，拇指尖下即此穴。对侧取法相同。

【功能主治】◎健脾化湿：隐疹，湿疹，丹毒。
◎调经统血：月经不调，崩漏，闭经，痛经。

## 箕门

【穴解】箕，土箕，担物之器；门，出入的门户。此穴物质为血海水湿之气四散而来的风气，至此穴后变得强劲，并吹带脾土物质随其而行。穴内的脾土物质如被土箕担运而出，故名箕门。

【部位/取穴】此穴位于股前区，髌底内侧端与冲门连线的上1/3与下2/3交点，长收肌和缝匠肌交角的动脉搏动处。

【功能主治】健脾渗湿，清热利尿：小便不利，遗尿，腹股沟肿痛。

## 冲门

【穴解】冲，冲射、冲突；门，出入的门户。足太阴脾经下部诸穴传来的经气由此穴上冲腹部，故名冲门。

【部位/取穴】此穴位于腹股沟外侧，耻骨联合上缘中点3.5寸，髂外动脉搏动处的外侧。

【功能主治】降逆利湿，理气消滞：腹痛，疝气，崩漏，带下，子宫痉挛，胎气上冲。

## 府舍

【穴解】府，脏腑；舍，来源。此穴的气血来源于体内脏腑，故名府舍。

【部位/取穴】此穴位于下腹部，脐中下4寸，冲门上方0.7寸，前正中线旁开4寸。

【功能主治】健脾消满，理中和胃：腹痛，疝气，上吐下泻。

## 腹结

【穴解】腹，腹部、脾；结，集结。足太阴脾经的气血在此集结，故名腹结。

【部位/取穴】此穴位于下腹部，大横下1.3寸，前正中线旁开 4 寸。

【功能主治】◎温脾止泻：腹胀，腹寒泄泻。
◎镇痛止咳：疝气，腹痛。

## 大横

【穴解】大，大小之大，意指穴内气血作用的范围大；横，穴内气血运动的方式为横向传输。此穴物质为腹结传来的水湿之气，至此穴后因受脾部外散之热，水湿之气胀散而形成风气，其运行方式为横向传输，故名大横。

【部位/取穴】此穴位于腹中部，脐中旁开4寸。

【功能主治】理气止痛，通调腑气：泄泻，便秘，腹痛。

## 腹哀

【穴解】哀，指哀鸣之声。意指由腹中痛剧而发出难忍之哀鸣，此穴概能除之，故名腹哀。

【部位/取穴】此穴位于上腹部，脐中上3寸，前正中线旁开4寸。

【功能主治】健脾消食，通降腑气：消化不良，肠鸣，绕脐痛，腹痛，便秘，痢疾。

## 食窦

【穴解】食，胃之所受五谷、脾土；窦，孔穴。足太阴脾经的下部经水由此穴漏落三焦内部的脾脏，故名食窦。

【部位/取穴】此穴位于胸部，第5肋间隙，前正中线旁开6寸。

【功能主治】运化水谷，和胃下气：胸胁胀痛，反胃，腹胀，水肿。

## 天溪

【穴解】天，上部；溪，路径。此穴的上部之气循足太阴脾经上行，故名天溪。

【部位/取穴】此穴位于胸部，第4肋间隙，前正中线旁开6寸。

【功能主治】◎宽胸通乳：乳汁少。◎止咳消肿：胸胁疼痛，咳嗽。

## 胸乡

【穴解】胸，胸部；乡，乡村、边远之处。足太阴脾经之气由此疏散于本经之外，如到远离本经的乡村之地，故名胸乡。

【部位/取穴】此穴位于胸部，第3肋间隙，前正中线旁开6寸。

【功能主治】宽胸理气，疏肝止痛：胸胁胀痛。

## 周荣

【穴解】周，指周行。荣，指荣养。此穴位于肺募中府之下，当脾经、肺经经气相接处，脾气散精，上归于肺，赖肺气敷布调节以荣养周身，故名周荣。

【部位/取穴】此穴位于胸部，第2肋间隙，前正中线旁开6寸。

【功能主治】宽胸理气，降逆止咳：咳嗽，气逆，胸胁胀满。

## 大包

【穴解】大，广大；包，包罗，指人体为先天之气和后天之气所包罗。此穴为脾之大络，这一大络像罗网一样包绕全身，维系着躯干和四肢肌肉的运动，故称大包。

【部位/取穴】此穴位于侧胸部，腋中线上，第6肋间隙处。

【功能主治】统血养经，宽胸止痛：胸胁病，全身疼痛，四肢无力。

# 任脉

## 全面解析任脉

任脉是奇经八脉之一，既然是奇经八脉，那么必然有其独特的地方。任脉承担并统领一身阴经的脉气，从任脉的循行来看，它虽然只与足三阴经在中极、关元相交，但由于足三阴经与手三阴经相接，所以各阴经都与任脉相通，并且还与阴维脉、阴跷脉相交，故任脉被称为“阴脉之海”。任脉共24个穴位，分布于腹、胸、颈、面的前正中线上，首穴为会阴，末穴为承浆。

### 主治病症

对于小腹、脐腹、胃脘、胸、颈、咽喉、头面等部的病症及相应的内脏病症，任脉的部分腧穴均有治疗作用，同时还可治疗神志病。

◎下焦病：小腹胀满、疼痛，二便不通，遗精，月经不调，痛经。

◎中焦病：腹胀，腹痛，肠鸣，腹泻，胃脘痛，呕吐，纳呆，水肿。

◎上焦病：胸闷，气喘，咳嗽，胸痛，呃逆。

◎面颈部疾病：口眼歪斜，牙痛。

### 按一按任脉，“性福”自然来

《灵枢·五音五味》中记载：“冲脉、任脉皆起于胞中。”而中医所说的胞中指的是人体生命之根，它包含了丹田、肝、胆、肾、膀胱、下焦，是精气汇聚之处。因此，任脉联系了人体生命之根。也就是说，任脉对生殖保健具有重要意义。任脉上有不少增添“性福”的穴位，也有不少具有强精壮阳效果的穴位（可用指压法刺激任脉上的穴位）。

### 驻颜防老按任脉

按摩任脉可起到调节人体性激素分泌的作用，保持肾气充足、畅通，因此可以在一定程度上预防人体衰老。在日常生活中，注意保养任脉，保证任脉的通畅，对延缓衰老有一定的功效。

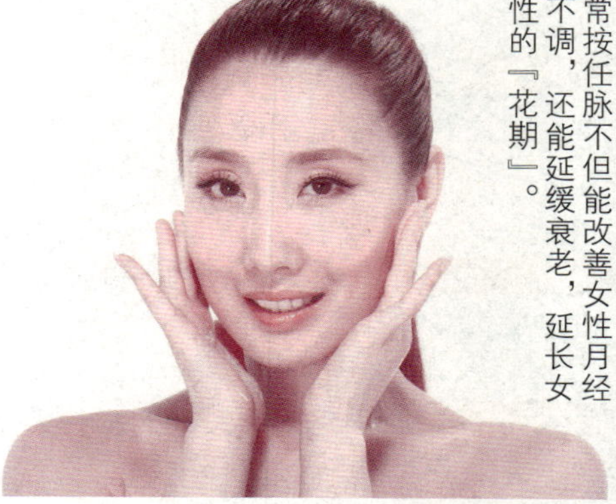

●常按任脉不但能改善女性月经不调，还能延缓衰老，延长女性的『花期』。

# 任脉

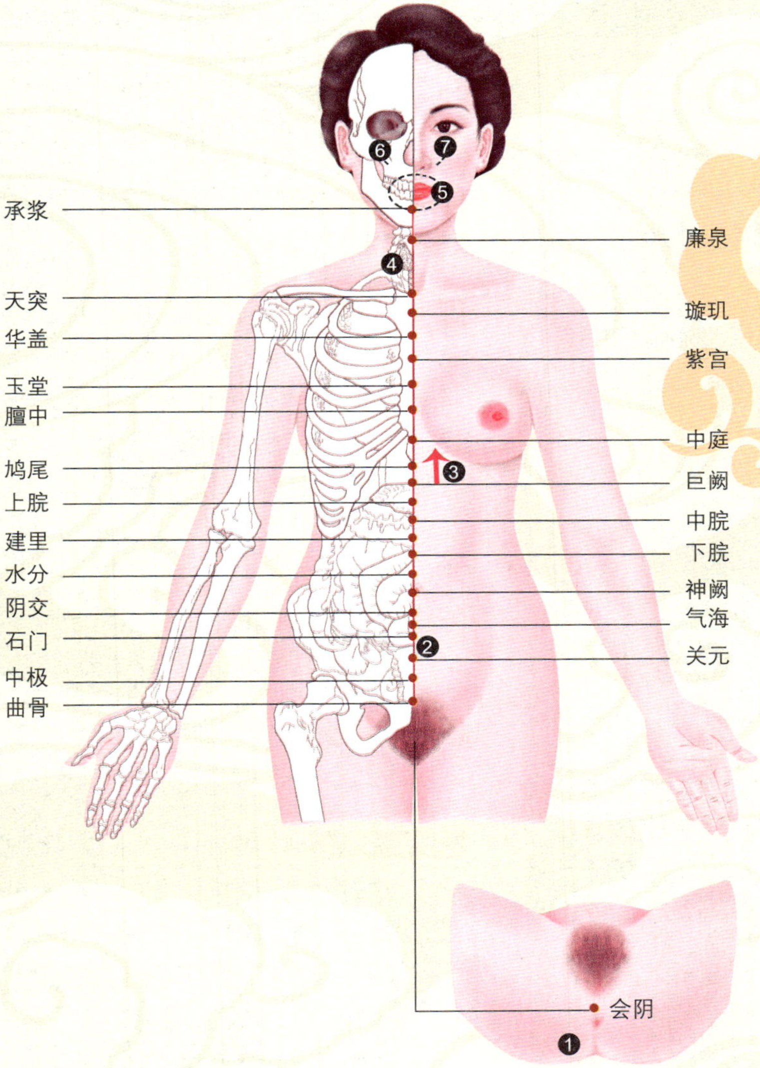


**循行路线**

任脉起于小腹内，下出于会阴部（见①），向上行于阴毛部（见②），沿着腹部正中线上行，经过曲骨、关元、鸠尾等穴（见③），到达咽喉部（天突）（见④），到达下唇内，左右分行，环绕口唇（见⑤），再分别通过鼻翼两旁，进入眼眶下，交于足阳明胃经（见⑥、⑦）。

**分支：**由胞中分出，与冲脉相并，上行于脊柱，循行于背部。

## 全面介绍任脉腧穴

### 会阴

【穴解】此穴位于二阴之间，之前为前阴，之后为后阴，并且为任、督、冲三脉相会之处，故名会阴。

【部位/取穴】此穴位于会阴部，男性的在阴囊根部与肛门连线的中点，女性的在大阴唇后联合与肛门连线的中点。

【功能主治】◎醒神镇惊：溺水窒息，昏迷，癫狂，惊痫。
◎通调二阴：小便难下，遗尿，阴痛，阴痒，阴部汗湿，脱肛，阴挺，疝气，痔疮，遗精，月经不调。

### 曲骨

【穴解】曲，隐秘；骨，肾主骨，此处指肾所主的水液。任脉的水湿之气至此穴后聚集于下部，如隐藏于上部的肾水一般，故名曲骨。

【部位/取穴】此穴位于下腹部，前正中线上，耻骨联合上缘。

【功能主治】◎通利小便：小腹胀满，小便淋沥，遗尿，疝气。
◎调经止痛：月经不调，赤白带下，痛经，遗精，阳痿，阴囊湿痒。

### 中极

【穴解】以外景观之，人体自项至踵，全身长度，此穴当其折中。此穴内应胞宫、精室，为人体极内之处，乃人体至中至极，故名中极。

【部位/取穴】此穴位于下腹部，前正中线上，脐中下4寸。

【功能主治】◎益肾兴阳：小便不利，遗溺不禁，阳痿，早泄，遗精。
◎调经止带：月经不调，阴痛，阴痒，痛经，带下，崩漏，阴挺，产后恶露不止，胞衣不下，水肿。

### 关元

【穴解】关，关藏、机关；元，元气。此穴为人体阴阳元气关藏出入之所。

【部位/取穴】此穴位于下腹部，前正中线上，脐中下3寸。

【功能主治】◎培补元气：中风脱证，虚劳冷惫，羸瘦无力，阳痿，早泄，月经不调，闭经，痛经，赤白带下，阴挺，崩漏，阴门瘙痒，恶露不止，胞衣不下，消渴，眩晕。
◎导赤通淋：小腹疼痛，霍乱吐泻，痢疾，脱肛，疝气，便血，溺血，小便不利，尿频，尿闭，遗精，白浊。

### 石门

【穴解】石，岩石，指肾藏精；门，出入的门户。此穴为肾精化气的出之门，故名石门。

【部位/取穴】此穴位于下腹部，前正中线上，脐中下2寸。

【功能主治】◎理气止痛：腹胀，泄泻，绕脐疼痛，疝气，闭经，带下，崩漏，产后恶露不止，遗精，阳痿。
◎通利水道：水肿，小便不利。

## 气海

【穴解】气，气态物；海，海洋。任脉水气至此穴后吸热胀散而化为充盛的上部之气，此穴如同气之海洋，故名气海。

【部位/取穴】此穴位于下腹部，前正中线上，脐中下1.5寸。

【功能主治】◎益气助阳：绕脐腹痛，水肿鼓胀，脘腹胀满，水谷不化，大便不通，泻痢不禁，遗尿，形体羸瘦，四肢乏力。
◎调经固精：月经不调，痛经，闭经，崩漏，带下，阴挺，产后恶露不止，胞衣不下，遗精，阳痿，疝气。

## 阴交

【穴解】阴，阴水；交，交会。气海传来的热胀之气与冲脉夹足少阴肾经而行的水湿之气传至此穴，二气交会后形成了此穴的上部湿冷水气，故名阴交。

【部位/取穴】此穴位于下腹部，前正中线上，脐中下1寸。

【功能主治】◎调经固带：绕脐冷痛，血崩，带下，产后恶露不止。
◎利水消肿：腹满水肿，泄泻，疝气，阴痒，小便不利，腰膝拘挛。

## 神阙

【穴解】神，尊、上、长，指父母或先天；阙，牌坊。此穴名意为先天或父母留下的标记。神阙是胎儿与母体沟通的桥梁，人出生之后，便成了通向先天的印记。

【部位/取穴】此穴位于腹中部，脐中央处。

【功能主治】◎温阳救逆：中风虚脱，四肢厥冷，风痫，形惫体乏，绕脐腹痛。
◎利水固脱：水肿鼓胀，脱肛，泄泻，便秘，小便不禁。

## 水分

【穴解】水，水液；分，分开。任脉的冷降水液在此分流，故名水分。

【部位/取穴】此穴位于上腹部，前正中线上，脐中上1寸。

【功能主治】◎通调水道：水肿。
◎理气止痛：腹痛，腹胀，肠鸣，泄泻，反胃，囟陷，腰脊强急。

## 下脘

【穴解】脘，胃。下脘，指穴位在胃体的下部。

【部位/取穴】此穴位于上腹部，前

正中线上，脐中上2寸。

【功能主治】健脾和胃，降逆止呕：胃脘痛，腹胀，呕吐，呃逆，食谷不化，肠鸣，泄泻，水肿。

## 建里

【穴解】建，建设；里，腹内部。任脉的下部经水由此注入腹内部，故名建里。

【部位/取穴】此穴位于上腹部，前正中线上，脐中上3寸。

【功能主治】◎和胃健脾：胃脘疼痛，腹胀，食欲不振，肠中切痛。
◎降逆利水：呕吐，水肿。

## 中脘

【穴解】脘，胃。中脘，指穴位在胃体的中部。

【部位/取穴】此穴位于上腹部，前正中线上，脐中上4寸。

【功能主治】和胃健脾，通降腑气：胃酸过多，胃脘痛，腹胀，腹痛，呕吐，呃逆，反胃，吞酸，纳呆，疳积，黄疸，肠鸣，泄泻，便秘，便血，胁下痛，虚劳呕血，哮喘，头痛，失眠，惊悸，怔忡，惊风，产后血晕。

## 上脘

【穴解】脘，胃。上脘，指穴位在胃体的上部。

【部位/取穴】此穴位于上腹部，前正中线上，脐中上5寸。

【功能主治】◎和胃降逆：胃脘痛，腹胀，呕吐，呃逆，纳呆，食谷不化，黄疸，泄泻，虚劳呕血。
◎化痰宁神：咳嗽，痰多，癫痫。

## 巨阙

【穴解】巨，大；阙，通“缺”，亏缺。此穴如同巨大的空缺一般将外部的水气聚集于此，故名巨阙。

【部位/取穴】此穴位于上腹部，前正中线上，脐中上6寸。

【功能主治】◎安神宁心：惊悸，癫痫，镇静。
◎宽胸止痛：胸痛，心痛，心烦，健忘，胸满气短，咳逆上气，腹胀暴痛，呕吐，呃逆，噎膈，吞酸，黄疸，泄泻。

## 鸠尾

【穴解】鸠，鸠鸟；尾，尾巴。此穴物质为任脉热散于上部的浮游之气，至此穴后为聚集之状，如同鸠鸟的尾巴一般，故名鸠尾。

【部位/取穴】此穴位于上腹部，前正中线上，剑胸结合下1寸。

【功能主治】◎安心宁神：心痛，心悸，心烦，癫痫，惊狂。

◎宽胸定喘：胸中满痛，咳嗽，气喘，呕吐，呃逆，反胃，胃痛。

## 中庭

【穴解】庭，庭院。任脉气血散热冷降至此穴后为聚集之状，如气血聚集于庭院之中，故名中庭。

【部位/取穴】此穴位于前正中线上，平第5肋间隙，即剑胸结合部。

【功能主治】◎宽胸消胀：胸腹胀满，噎膈。
◎降逆止呕：呕吐，心痛。

## 膻中

【穴解】膻，两乳中间的部位。此穴位于两乳之间，故名膻中。

【部位/取穴】此穴位于胸部，前正中线上，平第4肋间隙，两乳头连线的中点处。

【功能主治】◎理气止痛：咳嗽，气喘，咳唾脓血，胸痹，心痛，心悸，心烦，噎膈，膨胀。
◎生津增液：产妇少乳。

## 玉堂

【穴解】玉，穴内属性为肺金的上部之气；堂，厅堂。任脉上部的凉性水气聚集在此穴内，故名玉堂。

【部位/取穴】此穴位于胸部，前正中线上，平第3肋间隙。

【功能主治】◎宽胸止痛：胸闷、胸痛，两乳肿痛，胸满气短，咳逆上气，腹胀暴痛，呕吐，呃逆，噎膈，吞酸，黄疸，泄泻。
◎止咳平喘：咳嗽，气短，喘息，喉痹，咽肿。

## 紫宫

【穴解】紫，紫色，此处指穴内的上部之气既有一定的温度又有一定的湿度；宫，宫殿，指穴内气血覆盖的范围较大。任脉气血在此穴化为温湿水气，且水气所覆盖的范围较大，故名紫宫。

【部位/取穴】此穴位于胸部，前正中线上，平第2肋间隙。

【功能主治】◎宽胸理气：胸胁胀满，胸痛，喉痹，呕血，呕吐，饮食不下。
◎止咳平喘：咳嗽，气喘。

## 华盖

【穴解】华，华丽；盖，护盖。任脉气血在此穴变为湿度更大的水湿之气，此气如同人体的卫外护盖一般，故名华盖。

【部位/取穴】此穴位于胸部，前正中线上，平第1肋间隙。

【功能主治】◎宽胸利膈：胸痛，胁肋痛，喉痹，咽肿。
◎止咳平喘：咳嗽，气喘。

## 璇玑

【穴解】璇玑，魁星名，此处指任脉的水湿之气在此穴吸热后仅有小部分循任脉蒸升，蒸升之气如天空星点般细小，故名璇玑。

【部位/取穴】此穴位于胸部，胸骨上窝下1寸，前正中线上。

【功能主治】◎宽胸利肺：胸胁胀痛，喉痹，咽肿，胃中有气。
◎止咳平喘：咳嗽，气喘。

## 天突

【穴解】天，指人体上部；突，有冲涌之义。此穴的功用为"通"，能令痰郁奔涌而出，故名天突。

【部位/取穴】此穴位于颈部，前正中线上，胸骨上窝中央。

【功能主治】宣通肺气，消痰止咳：咳嗽，哮喘，胸中气逆，咳唾脓血，咽喉肿痛，噎膈。

## 廉泉

【穴解】廉，指舌或棱角状物体；泉，指水液。此穴位于状似棱角的喉结上，内当舌下，主治舌部疾患，故名廉泉。

【部位/取穴】此穴位于颈部，前正中线上，喉结上方，舌骨上缘凹陷中。

【功能主治】利喉舒舌，消肿止痛：舌下肿痛，舌根急缩，舌纵涎出，舌强，中风失语，舌干口燥，口舌生疮，咳嗽，哮喘。

## 承浆

【穴解】承，接受；浆，浆液、口涎。此穴为口涎流出承受之处，故名承浆。

【部位/取穴】此穴位于面部，颏唇沟的正中凹陷中。

【功能主治】生津敛液，舒筋活络：口眼歪斜，唇紧，面肿，牙痛，齿衄，龈肿，流涎，口舌生疮，消渴嗜饮，小便不禁，癫痫。

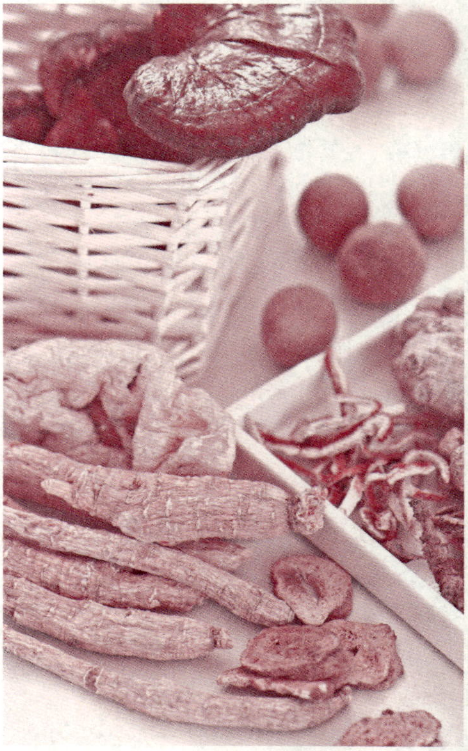

## 经络养生小课堂

### 膻中——膻中调志理气兼，心胃同治中丹田

古代利用膻中治病的故事：

清朝康熙年间，武昌有一位姓郭的巡抚，年过六旬才得一子。偌大的家业终于后继有人了！巡抚一家将这个儿子视为掌上明珠，巡抚更是常常抱着儿子自得其乐。但偏偏这个孩子身体十分虚弱，常年咳嗽、气喘，平时小脸惨白，发病时更是嘴唇发青，脸色发紫，呼吸急促。周围的大夫听到这个消息，纷纷毛遂自荐，请求为这个孩子诊治。但是一年多过去了，方法用了不少，药也吃了一堆，这个孩子的身体就是不见起色。不仅如此，这个孩子还添了个新毛病：全身的汗毛一天比一天浓密，甚至比大人的还要浓密。眼见儿子的身体没有任何起色，巡抚心急火燎，却也束手无策。一天，他偶然听说汉阳归元寺的德明法师有秘方，于是亲自赶往汉阳求取秘方。

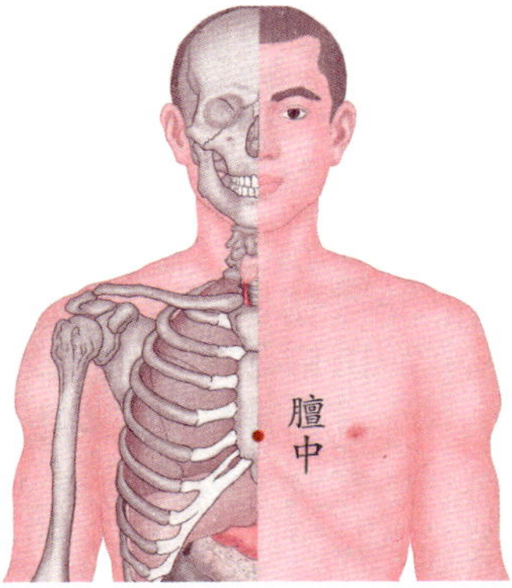


德明法师早就听说这位巡抚是一位勤政爱民的好官，所以问清了他的来意后就满口答应了。只见德明法师提笔开了个方子，并嘱咐巡抚，回去先将药研成粉末，加生姜汁调成糊状，然后贴敷在孩子的膻中和膏肓两个穴位上。每次贴半个时辰，每天一次，贴七七四十九天即可痊愈。回家后，巡抚立即依照德明法师的嘱咐帮儿子贴敷，丝毫不敢怠慢。贴到三十多天的时候，他就发现儿子比以前有精神了，喘息和咳嗽也不像以前那么频繁和严重了，汗毛好像也没有以前那么浓密了。等到四十九天贴完，孩子唇红齿白，皮肤又白又亮，精力充沛，身上的汗毛也比之前稀疏了，终于可以像别的孩子一样在院子里玩耍了。

在这个医案中，我们不能忽略贴敷药物的作用。不难想象，经过皮肤被人体吸收的药量有多么微小，但这微小的药量却通过穴位起到了非常重要的作用。贴敷膏肓，是为了培补孩子的元气，为下一步的治疗打下坚实的基础。而整个治疗过程的点睛之笔，也是最重要的一个步骤，就是膻中的贴敷。在培补元气的基础上，利用膻中将元气引到上丹田，使病人浑身上下气血充足、阴阳平衡，这样才能事半功倍，达到理想的治疗效果。

# 督 脉

## 全面解析督脉

督脉是人体奇经八脉之一。督，有监管、统帅的意思。督脉是具有监管、统帅作用的一条经脉。那么，督脉是谁的“领导”呢？从督脉的循行路线来看，督脉主要循行于人体阳气最盛的地方——背部、头面部中央。督脉统督的对象自然就是背部之阳及诸阳经，因此，督脉就成了阳脉及全身经脉之海，是十二经的纲领和动力。督脉是肾气、肾水之通路，主阳，能调节阴阳、主生肾气、交通心肾、充养髓海，又益脑，主生殖功能等，又被称为“阳脉之海”。

督脉共有28个穴位，分布于腰、骶、背、项、头的后正中线上和面部的前正中线上，首穴为长强，末穴为龈交。

### 主治病症

本经主治神志病，热病，腰骶、背、头、项等局部病症及相应的内脏病症。

◎神志病：不寐，癫痫，癫狂，昏迷，惊风。

◎热病：中暑，高热，疟疾，感冒。

◎外经病：脱肛，腰骶痛，项背痛。

### 督脉异常导致的疾病

督脉一旦出现气血异常的情况，人体就会出现以下问题：

主要是关于头脑、五官、脊髓及四肢的疾病，如头痛、头风、头重、颈部发硬、头晕耳鸣、眼花、嗜睡、癫痫、腰背僵痛，以及手足震颤、抽搐、麻木、中风等。

### 急救“回阳”找督脉

督脉管理一身的阳气，推按督脉能温肾壮阳。因此当人神志不清时，刺激督脉上的穴位就可以起到“回阳”的作用，使人苏醒过来。

### 保养督脉的支柱——脊柱

贯穿督脉的是脊柱。只有脊柱健康，阳气得以通畅，人才会健康。所以，仅仅关注督脉还不够，还要关注脊椎的健康。

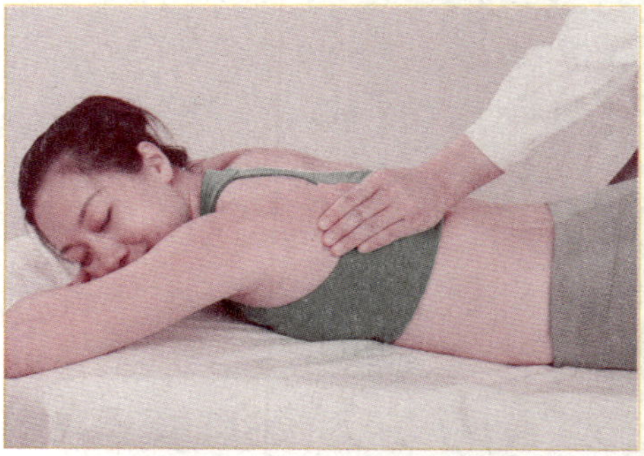

● 脊柱贯穿督脉，经常按一按背部，可活化脊柱，保养督脉。

# 督脉

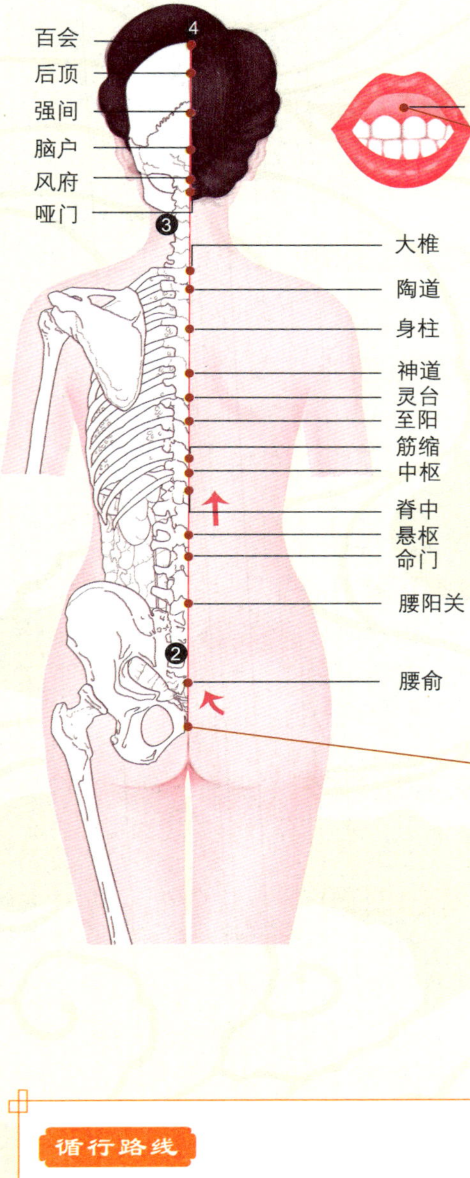


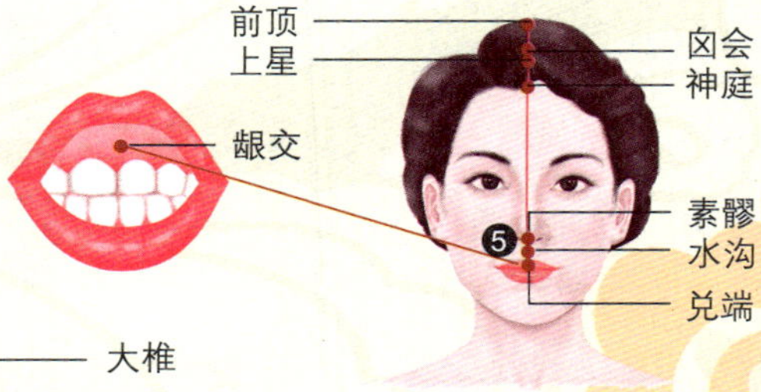


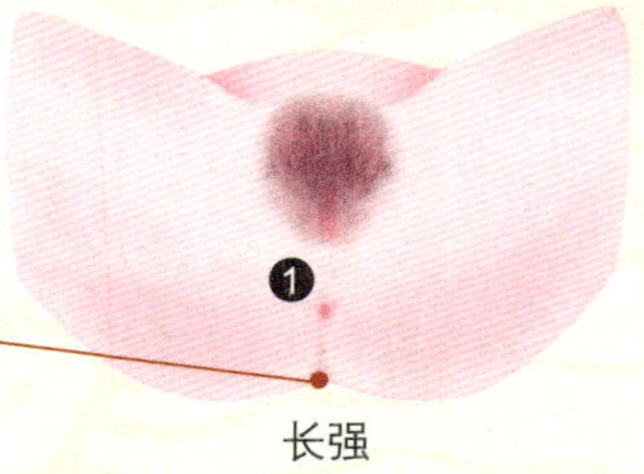


## 循行路线

督脉起于小腹内，下出于会阴部（见①），向后至尾骶部的长强，沿脊柱上行（见②），经项部至风府，进入脑内（见③），沿头部正中线，上至百会（见④），经前额下行鼻柱至鼻尖，过人中（水沟），止于上齿正中的龈交（见⑤）。

**分支1：**从脊柱里面分出，联络肾。

**分支2：**从小腹内分出，直上经过脐中，向上至心，到咽喉部，向上到下颌部，环绕口唇，至两目下中央。

# 全面介绍督脉腧穴

## 长强

【穴解】长，循环无端、旺盛；强，健行不息、强壮。此穴为督脉之络，穴名意为经气与脊柱为人体强大的梁柱与肾气强健的象征。

【部位/取穴】此穴位于尾骨下方，在尾骨端与肛门连线的中点处。

【功能主治】◎宁神镇痉：癫狂，脊强反折，阴部湿痒，腰脊、尾骶部疼痛，腰脊酸痛。
◎通便消痔：泄泻，痢疾，便秘，便血，痔疮。

## 腰俞

【穴解】腰，腰部；俞，输。督脉的气血由此输往腰的各部，故名腰俞。

【部位/取穴】此穴位于骶部，后正中线上，正对骶管裂孔。

【功能主治】调经清热，散寒除湿：腰脊强痛，腹泻，便秘，痔疮，脱肛，便血，癫痫，淋浊，月经不调，下肢痿痹。在经期会出现腰骶酸痛症状的女性，不妨在经期的前一周艾灸腰俞，若能配合艾灸肝俞，则酸痛会迅速缓解。

## 腰阳关

【穴解】此穴位于命门下的第2椎，是人体真火阳气到达命门的必经关隘，而又因此穴位于腰部，故名腰阳关。

【部位/取穴】此穴位于腰部，后正中线上，第4腰椎棘突下凹陷中。

【功能主治】◎祛寒除湿：月经不调，赤白带下，遗精，阳痿，便血。
◎舒筋活络：腰骶疼痛，下肢痿痹。

## 命门

【穴解】命，生命；门，出入的门户。此穴外输的阴性水液有维系督脉气血流行不息的作用，为人体的生命之本，故名命门。

【部位/取穴】此穴位于腰部，后正中线上，第2腰椎棘突下凹陷中。

【功能主治】◎温益肾阳：虚损腰痛，脊强反折，遗尿，尿频，泄泻，遗精，白浊，阳痿，早泄，赤白带下，五劳七伤，头晕耳鸣。
◎舒筋镇痉：癫痫，惊恐，手足逆冷，快速恢复体力。

## 悬枢

【穴解】悬，吊挂；枢，枢纽。督脉气血至此穴后由此穴横向外传腰脊各部，穴内气血如同上部吊挂的水湿之气一样，故名悬枢。

【部位/取穴】此穴位于腰部，后正中线上，第1腰椎棘突下凹陷中。

【功能主治】助阳健脾，通调肠气：腰脊强痛，腹胀，腹痛，食谷不化，泄泻，痢疾。

## 脊中

【穴解】脊，指穴内气血来自脊骨；中，指穴内。脊骨中的高温高压水液外出体表后急速气化为上部阳气，故名脊中。

【部位/取穴】此穴位于背部，后正中线上，第11胸椎棘突下凹陷中。

【功能主治】◎健脾利湿：黄疸，腹泻，痢疾，小儿疳积，痔疾，脱肛。◎宁神镇痉：腰脊强痛，癫痫。

## 中枢

【穴解】枢，枢纽。督脉的上部水湿之气由此穴外输脊背各部，此穴如同督脉气血外输脊背的枢纽一般，故名中枢。

【部位/取穴】此穴位于背部，后正中线上，第10胸椎棘突下凹陷中。

【功能主治】健脾利湿，清热止痛：黄疸，呕吐，腹满，胃痛，食欲不振，腰背痛。

## 筋缩

【穴解】筋，风气；缩，收、减。督脉的上部水湿风气至此穴后散热缩合，风气的运行速度收而减慢，故名筋缩。

【部位/取穴】此穴位于背部，后正中线上，第9胸椎棘突下凹陷中。

【功能主治】平肝息风，宁神镇痉：癫狂，惊痫，抽搐，脊强，背痛，胃痛，黄疸，四肢不收，筋挛拘急。

## 至阳

【穴解】至，最、极；阳，背。人体的背为阳，第7胸椎以上为阳中之阳。督脉总督一身之阳，由上至下，到达第7胸椎处即到达阳中之阳处。此穴为阳气至盛与全身仰赖之处，故名至阳。

【部位/取穴】此穴位于背部，后正中线上，第7胸椎棘突下凹陷中。

【功能主治】◎利胆退黄：黄疸。◎宽胸利膈：胸胁胀痛，腹痛，咳嗽，气喘，腰背疼痛，脊强，身热。

## 灵台

【穴解】灵，此处指阳热之气；台，停住之所。督脉气血至此穴后因吸热而化为上部的阳热之气，阳热之气在穴内停住，故名灵台。

【部位/取穴】此穴位于背部，后正中线上，第6胸椎棘突下凹陷中。

【功能主治】◎清热化湿：项强，脊

痛，身热，疔疮。
◎止咳定喘：咳嗽，气喘。

## 神道

【穴解】神，人体上部之气；道，通道。督脉阳气在此循其固有通道而上行，故名神道。

【部位/取穴】此穴位于背部，后正中线上，第5胸椎棘突下凹陷中。

【功能主治】◎宁心安神：心痛，惊悸，怔忡，失眠，健忘，中风不语，癫痫，腰脊强痛，肩背痛。
◎清热平喘：咳嗽，气喘。

## 身柱

【穴解】身，身体；柱，支柱。督脉气血至此穴后因受体内外传之热而进一步胀散，胀散之气充斥穴内并快速使督脉的通道充胀，如皮球充气而坚可受重负一般，故名身柱。

【部位/取穴】此穴位于背部，后正中线上，第3胸椎棘突下凹陷中。

【功能主治】◎宣肺清热：头痛，咳嗽，气喘，疔疮。
◎宁神镇痉：惊厥，癫狂，癫痫，腰脊强痛。

## 陶道

【穴解】陶，此处指温热之气；道，通道。督脉阳气至此穴后虽散热化为温热之气，但仍沿督脉循行路线向上而行，故名陶道。

【部位/取穴】此穴位于背部，后正中线上，第1胸椎棘突下凹陷中。

【功能主治】◎解表清热：头痛项强，恶寒发热，咳嗽，气喘。
◎宁神截疟：骨蒸潮热，胸痛，脊背痛，疟疾，癫狂。

## 大椎

【穴解】第7颈椎为椎骨中最高大者，此穴在此椎骨之下，故名大椎。

【部位/取穴】此穴位于后正中线上，第7颈椎棘突下凹陷中。

【功能主治】◎清热解表：热病，疟疾，咳嗽，喘逆，中暑，霍乱，呕吐，黄疸，风疹。
◎截疟止痫：骨蒸潮热，项强，肩背疼痛，腰脊强痛，小儿惊风，癫狂，癫痫，五劳虚损，七伤乏力。

## 哑门

【穴解】哑，指发不出声；门，出入的门户。督脉阳气至此穴后因其热散而收引，因阳气的散热收引太过会使人不能发声，故名哑门。

【部位/取穴】此穴位于项部，第2颈椎棘突上际凹陷中，后正中线上。

【功能主治】散风息风，开窍醒神：舌缓不语，音哑，头重，头痛，颈项强急，脊强反折，中风，癫狂，癫痫，衄血，重舌，呕吐。

## 风府

【穴解】府，指物聚之处。此穴为风邪最易积聚及治风邪的宜取之处，故名风府。

【部位/取穴】此穴位于项部，后发际正中直上1寸，枕外隆凸直下，两侧斜方肌之间的凹陷中。

【功能主治】◎散风息风：眩晕，颈项强痛，咽喉肿痛，目痛，鼻衄，半身不遂。
◎通关开窍：癫狂，癫痫，中风不语，悲恐惊悸。

## 脑户

【穴解】脑，大脑；户，出入的门户。此穴之气能随人体所受风寒而冷降归地并入脑，故名脑户。

【部位/取穴】此穴位于头部，后发际正中直上2.5寸，风府上1.5寸，枕外隆凸上缘的凹陷中。

【功能主治】◎醒神开窍：癫狂，癫痫，音哑。
◎平肝息风：头重，头痛，面赤，目黄，眩晕，面痛，项强，舌本出血。

## 强间

【穴解】强，强硬；间，间隙。此穴位于顶骨与枕骨结合之中间，又主治项部强硬和头痛，故名强间。

【部位/取穴】此穴位于头部，后发际正中直上4寸（脑户上1.5寸）。

【功能主治】◎醒神宁心：癫狂，烦心，呕吐。
◎平肝息风：头痛，目眩。

## 后顶

【穴解】此穴有使督脉气血上行至头顶的作用，且位于头后，故名后顶。

【部位/取穴】此穴位于头部，后发际正中直上5.5寸（脑户上3寸）。

【功能主治】◎醒脑安神：癫痫。
◎息风镇痉：头痛，眩晕，项强，烦心，失眠。

## 百会

【穴解】此穴位于头顶，为手足少阳、足太阳、足厥阴、督脉会聚之处。三阳五会于此，故名百会。

【部位/取穴】此穴位于头部，前发际正中直上5寸，两耳尖连线的中点。

【功能主治】◎息风醒脑：头痛，眩晕，惊悸，健忘，中风不语，癫狂，癫痫，耳鸣。
◎升阳固脱：鼻塞，脱肛，痔疮，阴挺，泄泻。

## 前顶

【穴解】督脉的上行之气在此被顶撞

而不能上行，故名前顶。

【部位/取穴】此穴位于头部，前发际正中直上3.5寸（百会前0.5寸）。

【功能主治】◎息风醒脑：头晕，目眩，头顶痛，目赤肿痛，小儿惊风。
◎宁神镇痉：癫痫。

## 囟会

【穴解】囟，此处指穴内气血有肾气的收引特征；会，交会。督脉上行的弱小水湿之气至此穴呈聚集之状，有肾气的收引特征，故名囟会。

【部位/取穴】此穴位于头部，前发际正中直上2寸（百会前3寸）。

【功能主治】◎安神醒脑：头痛，目眩，小儿惊风，癫疾，嗜睡。
◎清热消肿：面赤暴肿，鼻衄，鼻息肉。

## 上星

【穴解】此穴高居头上，位于前发际上1寸。人当审思之际，多先反目上视，闭目凝神，则往事如现。此穴犹如黑夜之中有明灯，又似一颗上升的星辰，故名上星。

【部位/取穴】此穴位于头部，前发际正中直上1寸。

【功能主治】◎息风清热：头痛，眩晕，目赤肿痛，迎风流泪，面赤肿，癫狂，癫痫，小儿惊风，疟疾，热病，结膜炎。
◎宁神通鼻：鼻渊，鼻衄，鼻息肉，鼻痛。

## 神庭

【穴解】神，上部之气；庭，庭院、聚散之所。督脉的上行之气在此穴呈聚集之状，此穴如同督脉上部气血的会聚之地，故名神庭。

【部位/取穴】此穴位于头部，前发际正中直上0.5寸。

【功能主治】◎宁神醒脑：头痛，眩晕，目赤肿痛，泪出，目翳，鼻衄，癫痫，角弓反张。
◎降逆平喘：喘渴，呕吐，烦满，惊悸，失眠。

## 素髎

【穴解】素，白色；髎，小凹陷。鼻为肺窍，肺主白色，此穴正当鼻骨端凹陷中，故名素髎。

【部位/取穴】此穴位于面部，鼻尖的正中央。

【功能主治】清热消肿，通利鼻窍：鼻塞，鼻衄，鼻流清涕，鼻息肉，鼻渊，酒糟鼻，惊厥，昏迷，新生儿窒息，休克，呼吸衰竭，心动过速。

## 水沟

【穴解】水，水液；沟，沟渠。此穴在人中沟中，犹如涕水之沟渠。此穴为手足阳明经经脉交会处，凹陷成沟，故名水沟，又称人中。

【部位/取穴】此穴位于面部，人中沟的上1/3与中1/3交点处，按压有强烈的压痛感。

【功能主治】◎醒神开窍，清热息风：昏迷，晕厥，中暑，癫狂，癫痫，急慢惊风，鼻塞，鼻衄，面肿。
◎其他：牙痛，牙关紧闭，黄疸，消渴，霍乱，脊膂强痛，挫闪腰疼，昏迷，高血压，中暑。

## 兑端

【穴解】兑为口，有说的意思；端，人中沟唇端。此穴在唇上端，为督脉之气生发之处，又为督脉末端，故名兑端。

【部位/取穴】此穴位于面部，上唇结节的中点，人中沟下端的皮肤与唇的移行部。

【功能主治】◎宁神醒脑：昏迷，晕厥，癫狂，癔症，面神经麻痹，精神分裂症。
◎生津止渴：消渴嗜饮，口疮臭秽，牙痛，口噤，鼻塞，齿痛，鼻出血，面赤颊痛。

## 龈交

【穴解】龈，牙龈。此穴在上牙龈与上唇相交处，又为任、督、足阳明之会，故名龈交。

【部位/取穴】此穴位于上唇内，唇系带与上牙龈的相接处。

【功能主治】◎宁神镇痉：癫狂，癔症，项强。
◎清热消肿：牙龈肿痛，口臭，齿衄，鼻渊，面赤颊肿，面部疮癣，两腮生疮。

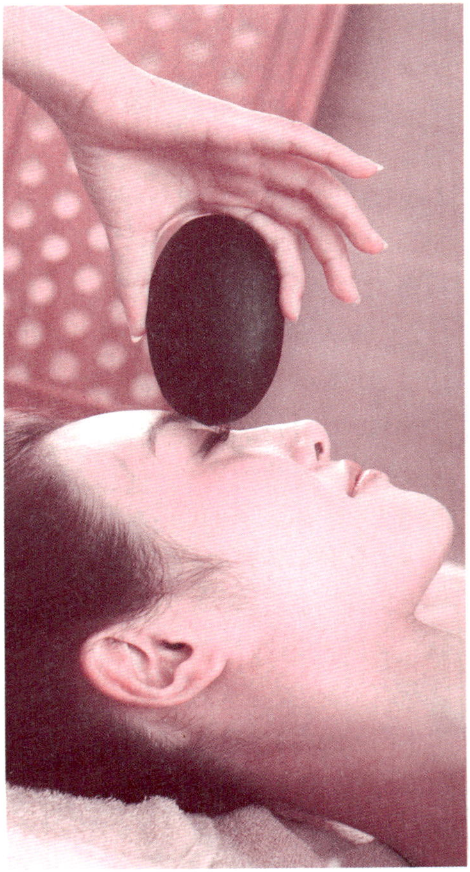

## 经络养生小课堂

### 百会——一提二暖三安神，百病须向百会寻

古代利用百会治病的故事：

宋朝时，有一个大户人家的老爷为人慈善，深受众人爱戴。这位老爷一直膝下无子。后来，经过四处求医问药，老爷终于老年得子。欣喜之余，老爷生怕儿子会像其他的富家子弟一样因过度宠溺而骄奢不堪，所以对孩子十分严厉，无论吃穿，都秉承满足六、七分的原则。谁知，孩子长到七岁的时候，不光个头小，身体瘦弱，就连反应都比一般孩子慢。更要命的是，这个孩子十分孤僻。家人逐渐意识到事情的严重性，于是开始遍访名医。

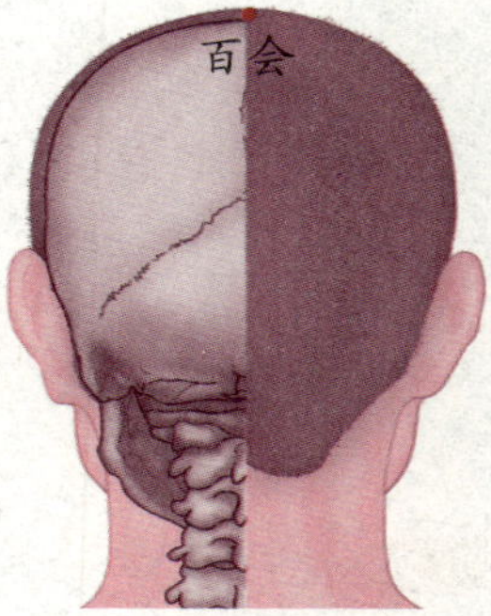


孩子吃了几百副药，都是刚开始有一点效果，之后就没什么作用了。眼看着孩子的病一天天加重，全家人却束手无策。这天，一个郎中听说老爷家的事情，于是毛遂自荐。孩子的家人抱着试一试的态度答应了。这个郎中看了看孩子的面色，诊了脉，说："这个病好治，但是需要家人有耐性。少则一年，多则三年，这个孩子就可以康复了。"全家人听了都十分高兴，忙请大夫下笔开方子。可等大夫写完之后，大家都没了刚才的高兴劲儿。为什么呢？原来，这个郎中开的方子和以前那些大夫的方子如出一辙。于是，家人开始质疑郎中的方子。郎中了解情况之后，思忖了片刻，嘱咐这家人还是照方抓药、煎药、服药。不同的是，他在孩子喝下药半个时辰后，在孩子的百会扎了一针，片刻后取针，并嘱咐这家人，以后在孩子每次喝完药半个时辰之后都要轻揉他的百会穴81次。一年半后，郎中再次来到这家，一进门就看到一个活泼可爱的孩子在院子里玩耍，这正是当年那个几乎被所有人认为无药可救的孩子。老爷看到郎中，好奇地问起郎中是怎么治好病的。郎中笑答："公子的病本没有什么复杂的，不过是喂养不足造成阳气不足，日久累及脾肾才出现那些症状，治疗时从这方面下手就不难治好。以前那些郎中的药本是有用的，公子吃了之所以不管用，主要是因为公子的阳虚到了很严重的程度，连将药力运送到身体其他部分的力量都没有了，所以我就用了百会这个穴位来协助运送药力。让你们家人给他轻揉81次也是在帮助他补充阳气。这样，药力、体力、外力三者综合作用，公子的身体自然就有了起色。"

第三章

# 特效经络与穴位为五脏安康护航

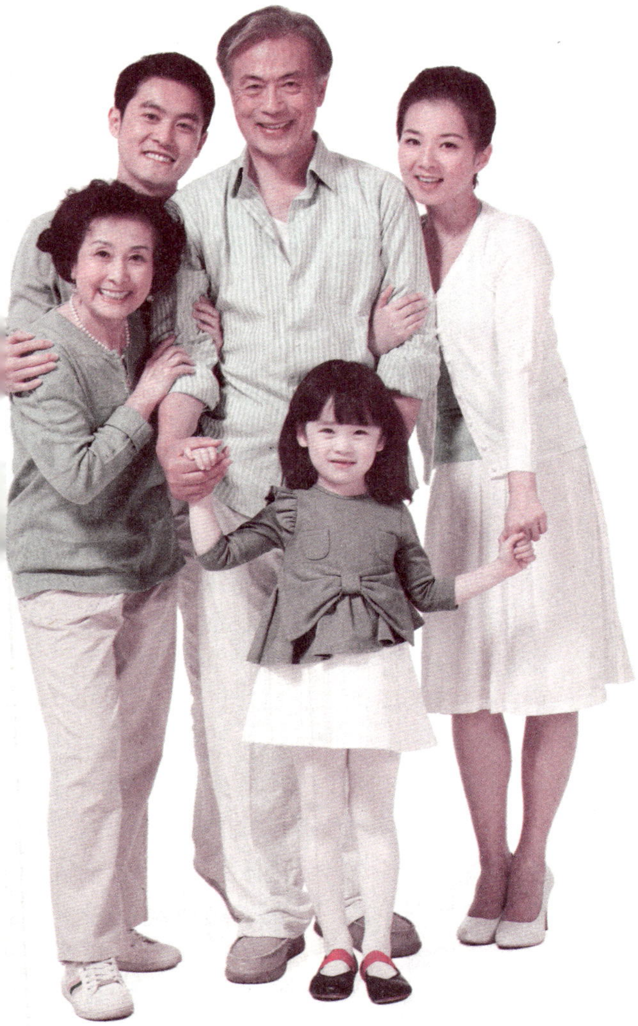

人体经络因它们的属络脏腑不同而分别长于滋养相应的五脏，特效穴位也根据它们所属脏腑不同、特定穴作用不同、位置特点不同或五行属性不同而分别长于滋养不同的脏腑。

# 养心安神之经络疗法

《黄帝内经》认为，心是五脏六腑的“君主”，占据着非常重要的地位。中医认为，心属火，开窍于舌；心主血脉，支配着全身气血的运行。中医里的养心，保养的除了心脏，还有精神。如果把心养好了，一般就不容易感染疾病了。因此，一个人若想健康长寿，就要从养心开始。

## 心功能失常的表现

中医认为，如果心功能失常，就会出现各种病理变化。

◎心血亏虚。如果心血虚少，经脉不通，就会出现心悸、面色及口唇苍白、脉细无力等症状。

◎心气不足。如果心的精气虚少、输血功能减弱，就会出现心慌心跳、面色苍白、脉虚无力等症状。

◎心血瘀阻。一旦发生心脏血液瘀阻的情况，就会出现心悸、心前区憋闷疼痛、面色发灰、口唇青紫、脉搏不规律等病症。

## 养心重在心经与心包经

手少阴心经循行于上肢内侧后缘，属心，络小肠，按摩手少阴心经可改善心的功能，防治心功能失常所导致的病症。《灵枢·经脉》提到：“是动则病嗌干心痛，渴而欲饮，是为臂厥。是主心所生病者，目黄胁痛，臑臂内后廉痛厥，掌中热痛。”意思是，手少阴心经及所属腧穴能主治与“心”有关的病症，比如眼睛发黄，胸胁疼痛，上臂、前臂内侧后边痛或厥冷，手掌心热痛。手少阴心经支脉从心系上夹于咽部。心经有热则咽干；阴液耗伤则渴而欲饮；心之经脉出于腋下，心经有邪，故胁痛；心经循臂臑内侧入掌内后廉，心经有邪，经气不利，故手臂内侧疼痛，掌中热痛。心脉痹阻则心痛；心失所养，心神不宁，则心悸、失眠；心主神明，心神被扰，则神志失常。当我们把手抬高伸直时，如果感到酸麻，或者根本不能举高，那就要特别注意养护心了。如果在手少阴心经气血最旺的午时能睡片刻，那么对于养护心大有好处。

“心包为心之外膜，附有脉络，气血通行之道。邪不能容，容之心伤。”心包既是心的保护组织，又是气血通道，可通过清除心周围的外邪使心处于完好状态。手厥阴心包经从胸沿手臂内中部走至手中指的中冲。白天按摩手少阴心经，晚上按摩手厥阴心包经，可谓时时护心脏，减压心舒畅。

## 两大养心之穴——神门、大陵

神门为手少阴心经的原穴，大陵为手厥阴心包经的原穴。“五脏有疾，当取之十二原”。所以对于气血痹阻引起的心痛和心神失养、心火亢盛、痰蒙心窍所致的心烦，以及惊悸、怔忡、健忘、失眠、癫狂等症，神门和大陵均可主治。平时有心慌、气短、胸闷等症状的，可按揉神门和大陵来缓解症状。没有症状的，也可作为保健之用。

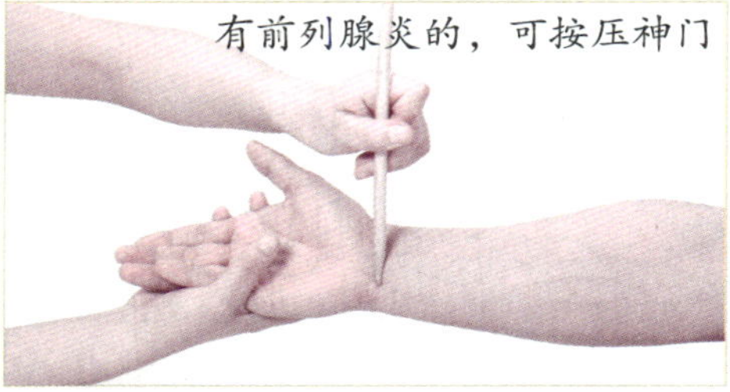
有前列腺炎的，可按压神门

## 属火之穴能养心

心属火，各阴经的荥穴和各阳经的经穴也属火，同气相应，所以按摩劳宫、少府、行间、支沟等穴都能养心。经常按压劳宫，有强壮心脏的作用。其方法是用两手拇指互相按压，也可将两手顶于桌角上按压，时间自由掌握。此法不受时间、地点的限制。除此之外，也可借助小木棒、笔套等钝物进行按摩。很多人一紧张就会不自主地握紧拳头，这样其实在无意中就按压了手心的劳宫和少府，也就使自己平静下来了。每天晚上临睡前经常按摩手上的劳宫和脚上的涌泉，可以起到心肾相交的作用，从而改善睡眠。

## 血脉之会能养心

心的气血可影响血脉的运行，血液的盈亏也直接影响着心的功能。作为血会的膈俞和作为脉会的太渊都有调理血脉的作用，主治血脉方面的病症，也都具有养心的作用。膈俞位于心俞与肝俞之间，心主血脉，肝主藏血，为血之会。太渊为肺之原，合于寸口，肺朝百脉，为脉之大会。因此，点按太渊或在膈俞拔罐、刮痧都能很好地调养心血、疏通血脉。

五脏之中，养心最为重要，养心还要做到养神，因心主神明，故平时遇事尽量保持心平气和，不过喜也不过忧，与人交往不计较得失，该放下便放下，以保持心神的虚静状态。

### 经络养生小课堂

**养生保健小窍门**

每天中午，在中指指甲根部两侧找到一个最痛的点，按揉3分钟，力度不要太大，以微痛可忍受为度，有微微的麻胀感为佳。此方法能预防心绞痛，保养心脑血管系统。

# 养肝益血之经络疗法

《素问·六节藏象论》中说肝是“罢极之本，魂之居也”。肝也是人体最大的腺体，与身体其他器官密切联系，仿佛一个巨大的化学加工厂，具有代谢、分泌胆汁、解毒、免疫、调节水和电解质平衡等多种功能，因此被称作“将军之官”。

## 肝血阴虚的临床表现

肝一旦出现异常，就容易招致百病。最常见的问题就是肝血阴虚。肝血阴虚的常见症状有：腰腿酸痛，睡觉时腿经常抽筋，夜里经常疼醒；落枕；头晕目眩，视力减退，看不清东西；双胁灼热；舌红苔少，口干舌燥；恶心，经常打嗝；不明原因的全身酸痛；莫名其妙地为一点小事发火。

## 手足厥阴经养肝详解

足厥阴肝经属肝，络胆，《灵枢·经脉》中说道：“是动则病腰痛不可以俯仰，丈夫癀疝，妇人少腹肿，甚则嗌干，面尘脱色。是主肝所生病者，胸满呕逆，飧泄狐疝，遗溺闭癃。”从其经脉循行特点来看，足厥阴肝经的循行线路较长，涉及许多器官组织。这些特定的部位及器官组织成为肝在生理状态下的功能体现和病理状态下的病变反应。它们所表现出来的病症与肝关系密切，所以调理足厥阴肝经经气能收到较好的滋养肝、治疗肝功能异常所生疾病的疗效。但因足厥阴肝经的气血在丑时最旺，也就是凌晨的1时—3时，此时人体的阴气开始下降，阳气开始上升，人应该安静地休息，以与自然之气相应。手足厥阴经同气相应，可改在同名经手厥阴心包经旺时按摩（也就是19时—21时）来养肝补肝，以祛其疾。

## 养肝大穴——太冲

当今社会人们的工作压力越来越大，有几个人能真正做到丑时安心睡觉呢？尤其是日夜奋战在电脑前的白领一族，还有那些沉迷于游戏的少年。中医讲，久视伤肝血。肝开窍于目，目之所以具有视物功能，全依赖肝精、肝血的濡养和肝气的疏泄。足厥阴肝经上连目系，肝的精血循肝经上注于目，使其发挥视觉作用。《灵枢·脉度》中说道：“肝气通于目，肝和则目能辨五色矣。”只有肝的精血充足，肝气调和，眼睛才能发挥视物辨色的功能。过度用眼自然会过度耗损肝血。经常使用电脑的人更应该注意养肝。“五脏有疾，当取之原”，太冲为养肝首选。长时间在电脑前工作的人可以采用脚踩大趾和太冲的方法来补养肝经气血。

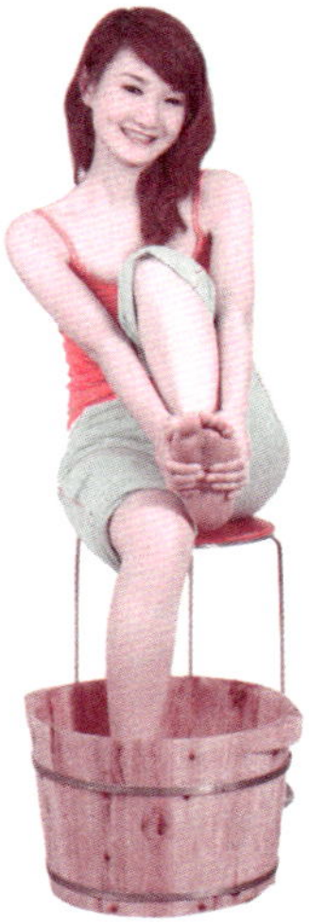

每天用热水泡脚后，顺便按一按脚上的太冲、涌泉等穴位，能疏通气血，养护肝。

## 属木之穴能养肝

五行属性相同的事物，往往同气相求。肝在五行中属木，而各阴经的井穴和各阳经的输穴也属木，因此常按五行属木的穴位（如大敦、中冲、涌泉、足临泣等穴位）能平肝养肝。

## 阳陵泉——筋会养肝原理

肝主筋，筋病是由肝失于濡养导致的。那么，我们取长于治疗筋病的八会穴之一的筋会——阳陵泉，当然可以解决肝失于濡养的问题。阳陵泉是足少阳胆经的经穴，又是胆之合穴和筋之会穴，所以对于胆腑疾病及筋病（包括疼痛、弛缓和拘挛）有较好的治疗效果。

## 用经络操来养肝

❶ 站立，双脚自然分开，与肩同宽，上半身放松，双膝微屈，重心下移，自然地扭动腰部、晃动肩膀。注意保持自然呼吸。

❷ 站立，双脚尽量分开到最大距离，膝微屈，全身放松，双臂伸直并在体前先顺时针转8次，再逆时针转8次。

## 经络养生小课堂

### 养肝要点

◎饮食方面，避免暴饮暴食，做到饮食均衡，不吃肥肉、猪油、辣椒、油炸食品等不利于肝的食物。另外，不要过量饮酒，以免增加肝的负担，影响肝的代谢，进而引发疾病。

◎保持愉快的心情。中医认为，愤怒、抑郁的情绪会对肝造成损伤，因此应保持平和、快乐的心境。

◎注意劳逸结合，避免经常熬夜，以免损伤肝血。

◎谨慎用药。任何药物都有一定的毒副作用，因此一定要在专业医生的指导下用药，以防用药不当对肝造成损伤。

# 健脾养胃之经络疗法

脾在膈之下，主运化水谷精微，为人体气血生化之源，故被称为“仓廪之官”“后天之本”。中医认为，脾开窍于口，主肌肉四肢，其经脉与胃相连，形成表里关系。脾也是五脏气血的源头。如果一个人的脾健康，那么其气血就充盈，这样的人皮肤红润且有光泽。这里所讲的脾，并不是西医中的脾脏，而是指与运化相关的一个功能系统。脾在五行中属土，是人体气血的“生产车间”，用于将食物消化成人体需要的营养物质并运送到全身各处。

## 脾胃虚弱的临床症状

现代人多数都有脾胃不适的问题，脾胃虚弱者常会表现出如下症状：闷闷不乐、莫名地心情差、心烦；疲惫不堪；常思虑、胆小多疑；眉眶不适、牙痛；咳嗽；食量正常，但消瘦。

## 养脾还需脾经、胃经

脾与胃位居中焦，同主消化，但各司其职：胃主纳，脾主运。胃喜润恶燥，喜凉恶热；脾喜燥恶湿，喜热怕寒。胃气以通降为和，不降则腹胀便秘，嗳气呃逆；脾气以上升为健，不升易头晕泄泻，四肢困倦，内脏脱垂。所以应注意：在养脾的同时要重视调胃。而十二经脉中与脾胃关系最密切的应该是足太阴脾经和足阳明胃经。

滋养脾的经络必选足太阴脾经和足阳明胃经。足阳明胃经气血在早上（7时—9时）最旺盛，因此人在此时段吃早餐最容易消化，吸收也最好。早餐可安排温和养胃的食品，如稀粥、麦片、糕点等。过于燥热的食品容易引起胃火，使人出现嘴唇干裂、唇疮等问题。不吃早餐更容易引起多种疾病。吃过早餐后，需要依靠脾胃的运化来消化食物。脾的功能好，消化吸收就好，气血就充足，白天工作才干劲十足。此外，在足太阴脾经气血最旺盛的时段（9时—11时）敲打腿内侧和胸腹部的穴位有助于养脾。

## 属土之穴可养脾

脾五行属土，各阴经的输穴和各阳经的合穴也属土，同气相应，所以按摩太白、足三里、曲池等穴位能健脾和胃。例如，经常按摩太白对胃痛、食欲不振、腹胀都颇有疗效。

太白为足太阴脾经的要穴，是改善脾胃虚弱的重要穴位，脾又主四肢肌肉，因此按摩太白可健脾和胃，理气化湿，缓解肢体酸痛，解一身之疲惫。

足三里是足阳明胃经的合穴，常用艾条灸足三里能补脾健胃。有条件的，可每隔两天用艾条灸此穴一次，每次以皮肤有热感、周围有红晕为度。家中无艾条的，可以用拇指或钥匙、笔、针等按压足三里，同样可达到同等效果。

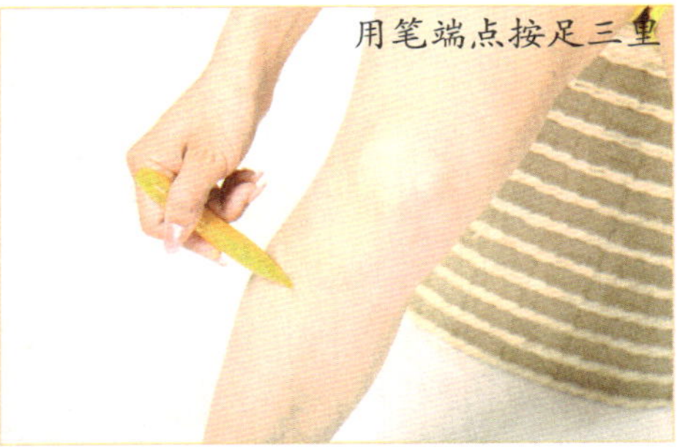
用笔端点按足三里

## 调脾和胃两大穴——公孙、丰隆

络穴既可治疗本经的疾病，也能治疗与之相表里经的疾病。公孙和丰隆两穴可兼调脾和胃。

公孙是足太阴脾经的络穴，入属脾，联络胃腑，又是八脉交会穴之一，位于胸腹部的冲脉直接与之相通，而冲脉乃“十二经之海”，所以此穴有兼治脾胃和胸腹部各种疾病的作用。公孙可以有效防治胃酸过多，降低饥饿感。丰隆为足阳明胃经的络穴，长于化痰湿。想减肥但难耐饥饿的人可以经常按摩此两穴。

## 章门——保养靠脏会

因章门为脾之募穴，脾为生化之源，五脏皆取禀于脾，故名脏会。凡五脏疾病，皆可酌情取用。按摩章门，可用一手掌部从一侧章门横向按摩到另一侧章门处，按摩此部位有医治腰腹疼痛、疏通足太阴脾经脉气的作用；也可将两手做掐腰状，拇指在后，其余四指在前，掌心虚按在髂嵴部，用指捏法捏按游离肋所处部位，即可刺激到章门；还可用双手手指指端按压此穴，并做环状运动。

### 经络养生小课堂

**调养脾胃的小单方**

◎健脾汤。红枣50克，洗净，与20个带蚕蛹的蚕茧一起入锅，加800毫升水，煮开后用小火慢煮15分钟。滤汁，加入白糖调味。清晨服用。此方可养胃健脾。

◎太子参茯苓粉。太子参、茯苓各10克，研成细末，于日常煮饭炖汤时将其加入。每次服用10克。此方具有益气、健脾胃的功效。

◎炒盐暖脾法。盐100克，炒热后用较厚的纱布袋装好，置于脐上三横指处。此方具有温中、散寒、止痛的功效。

# 养肾壮阳之经络疗法

中医认为，肾为人体先天之本，主生殖发育、藏精充髓、管理水液等。肾亏精损是引起脏腑功能失调、产生疾病的重要因素之一。故许多养生者把养肾作为抗衰防老的重要方法。如今，肾阳虚是较为常见的现象，因此应注重温补肾阳。

## 肾阳虚的临床症状

免疫力低下，经常感冒；畏寒怕冷，四肢发凉，但又口干舌燥，喜饮；易患口腔溃疡；夜间尿多，小便热；腰及关节经常疼痛，经常腰酸；疲劳、坐立不安。

## 养肾还需肾经、膀胱经

肾是先天之本，大多来自父母的遗传，如果先天禀赋差，那就真的太需要后天的培补了，就像没有祖产的人要想富裕就需要完全靠自己后天多加努力一样。人过中年易出现夜尿频多、精力不济、腰酸腿软、失眠多梦、胸闷气短、耳鸣耳聋、发落齿摇、四肢畏寒怕冷等肾虚之症，这时就需要通过保养经络来修复身体器官的损伤。

足少阴肾经与足太阳膀胱经经气在足部相接，所以按摩足太阳膀胱经和足少阴肾经，一阴一阳相互补充，更能补益肾。

15时—17时是足太阳膀胱经气血最旺盛的时段，也是养肾的理想时段。在这个时段可以先缓缓地左右转动身体5~6次，双脚自然地前后摆动数十次，然后将手掌搓热，置于腰间的背俞上，上下摩擦，直至腰部感觉发热为止。中医认为“腰为肾之府”，常练此系列动作对腰膝有益。此外，还可配合揉搓双腿，搓后全身发热，这样有温肾壮腰、舒筋活血等作用。

## 太溪——养肾从源头开始

太溪是足少阴肾经原穴，具有较强的补益肾气的作用。刺激太溪对全身很多脏腑器官均有调理作用。按摩时可盘腿端坐，先用左手拇指按压右踝后太溪（内踝尖与跟腱的中点），左旋按压10次，右旋按压10次，然后用右手拇指按压左踝后太溪，手法同前。

太溪是一个大补穴，凡是肾虚引起的各种症状，如腰酸、头晕、耳鸣、脱发、牙齿松动、哮喘、性功能减退、习惯性流产等症，都可通过刺激这个穴位来获得明显的效果。

## 复溜——肾经之母穴

复溜治汗效果最好，无论是多汗还是无汗，都可以选择此穴。有针灸专家称针刺此穴滋肾养阴的效果极好，相当于六味地黄丸的功效，所以有怕热口干、夜间烦躁、难以入眠、肾虚、阳虚的患者，可以多按摩复溜，以减轻症状。

此穴为肾经母穴，根据“虚则补其母”的理论，肾经虚证均可取通过此穴补之。太溪、复溜两穴常相配而用。有病治病，无病强身。若同时在肾俞、关元、气海等穴拔罐，则更能收到补益功效。

## 养肾还需养髓骨

肾主骨，有肾充养骨骼，以及维持二者生理功能之意。骨骼起支持人体的作用，为人身的支架。肾主藏精，而精能生髓，髓居于骨中，骨赖髓以充养，髓会为悬钟，故悬钟为治疗脑病的主穴，有补肾健脑之功。

由于大杼在脊椎旁，而脊椎骨又被称为杼骨，故称大杼为骨会，一般临床可用于治疗脊椎不利、虚劳发热等骨病。

悬钟与大杼都有补肾强体之功，两者相配可治疗髓虚所致的骨痿、腰酸胫软、软骨病、下肢痿软等。

## 肝肾双补的涌泉

涌泉为肾经井木穴，肾属水，木气通于肝，故涌泉能兼通肝肾二经。肝主疏泄，故涌泉可滋肾水而涵肝木，治疗由肾阴不足所致的咽喉肿痛和肝郁不舒所致的神志病等。涌泉是肾经的一个重要穴位，经常按摩此穴有增精益髓、补肾壮阳、强筋壮骨之功。

中医认为，肾是主管生长发育和生殖的重要脏器，肾精充足就能发育正常，耳聪目明，头脑清醒，思维敏捷，头发乌亮，性功能强。反之，若肾虚精少，则记忆力减退，腰膝酸软，行走艰难，性功能低下，未老先衰。若能长年坚持按摩涌泉，自然会增强肾功能。

### 经络养生小课堂

**冬季保暖可护肾防寒气**

在寒冷的季节，一定要注意保暖，尤其要注意腰腹部和足部的保暖，避免因寒气侵入体内而导致肾疾。

# 强健肺部之经络疗法

肺属金，中医认为，肺主气，司呼吸，全身的气机（气的升降出入运动）受肺气的支配和调节。在五脏之中，肺居上焦，为“娇脏”，是唯一和外界直接相通的。肺可以通过咽喉、鼻腔直接与外界相通，所以气候对肺的影响很大。要想身体健康，要注意养肺。

## 肺虚的临床症状

怕热；常年咳嗽，痰难以排出；多汗，睡觉时也易出汗，盖不住被子；气短；情绪低落，不想与人交谈；嘴里有难闻的气味；反应迟钝，表情木讷；容易感冒和高烧。

## 手太阴肺经——可养肺护肺

手太阴肺经是肺在身体表面最直接的通道，当我们还没有感觉到不舒服的时候，就在手太阴肺经上已经有所表现了。沿着手太阴肺经循行部位由上向下按摩，重点按摩中府、云门、尺泽、列缺、太渊、鱼际、少商，每穴按摩5分钟，至有微微的麻胀感为佳。长期坚持，能调节呼吸系统的功能，预防感冒。

## 养肺要穴——太渊

根据经络理论，养肺可选取肺之原穴——太渊。原穴是脏腑元气经过和留止的腧穴。对于按时发病或症状加重的肺病，可以取手太阴肺经的输穴，而太渊就是其输穴。

## 按摩膻中可养肺

要养肺、养气，离不开擅长理气的气会——膻中。按摩或敲击膻中可起到宁心安神、开胸除闷、降气平胃等作用。

### 经络养生小课堂

**教你几个健肺动作**

◎扩胸运动。站立，挺直脊背，吸气，同时伸展双臂，尽量扩展胸部；呼气，还原。

◎抱膝压胸。取坐位，呼气，抬起左腿，抱住小腿，向胸部挤压；吸气，还原，换另外一侧做同样的动作。

# 第四章

# 做养生保健操，疏通全身经络

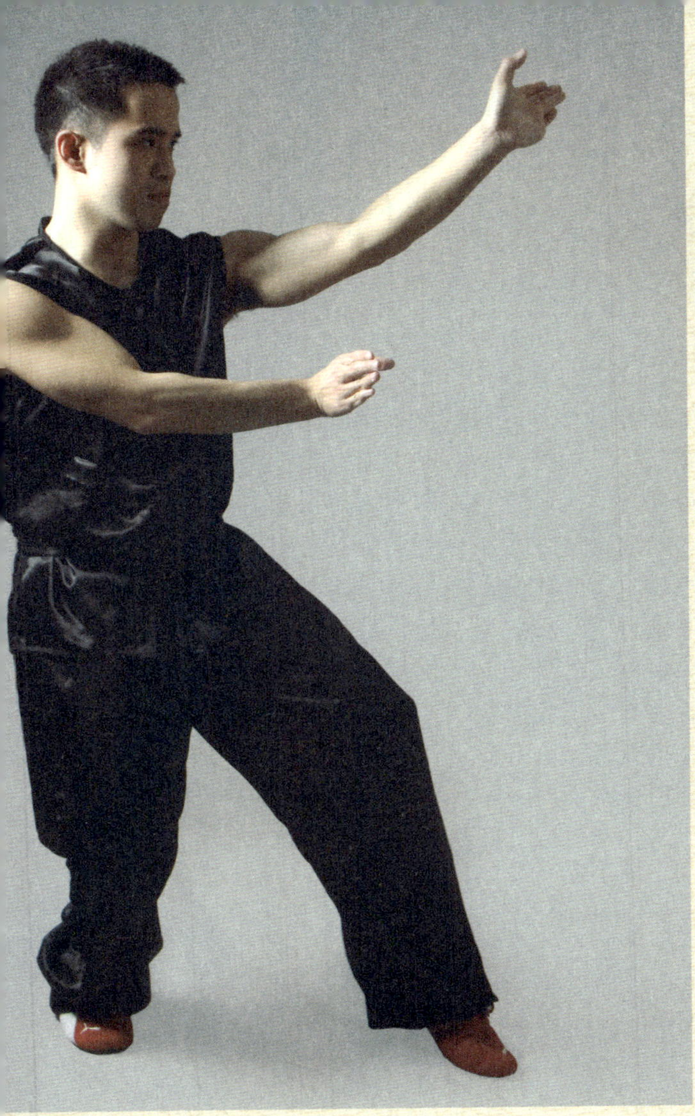

每天在闲暇时做一做简单的经络养生保健操，有助于缓解疲劳、减轻压力、提神醒脑，随时随地为我们的身体充电。这些保健操动作简单，用时较短，疗效较好，是绿色的保健方式。

# 源远流长的站桩养生功

站桩养生功有站式、坐式、卧式和行走式之分，以站式为主。站桩养生以形控意，调整全身，不需要敲经打穴，不讲周天运行，也不讲意守丹田，却能锻炼筋骨、气血和脏腑的功能，并能调养精神，甚至改变气质。融武术健身、中医养生、道家修炼为一体的站桩养生功是调整身心的养生方法中便利、安全且见效快的方法之一。它能从根本上消除阳虚给人带来的大部分身心问题，是消除无意识紧张的最佳方法。

## 养生效果

站桩能够调节神经机能，调整呼吸，增强血液循环和新陈代谢，因而对神经系统、肌肉系统及新陈代谢方面的病症，特别是由急性转为慢性的病症，都有良好的疗效。

## 运动方法

❶ 选一处阳光充足、空气流通的场地，有水有树之处更相宜。做动作前应排大小便，并把衣扣、腰带松开。早上起来站桩养生朝东最好（可升发人的阳气），晚上则朝西最好（收敛、藏精气、养阴）。自然呼吸，内外放松，松肩下垂，身躯挺拔，腰脊骨垂线成直，不思考任何事情。两脚与肩同宽，膝盖稍屈，感觉到“咯噔”一下即可。目视前方。膝盖不超过足尖（可使膝盖不受太大的力），把重心放在前脚掌的2/3处；腰略后突，微下坐，臀部慢慢往后靠，如同要坐一个高凳，应似坐非坐，以保证小腹松圆（图①、图②）。

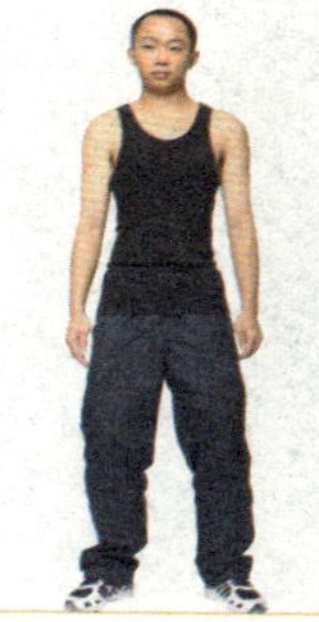
①膝盖稍屈，沉胯下坐

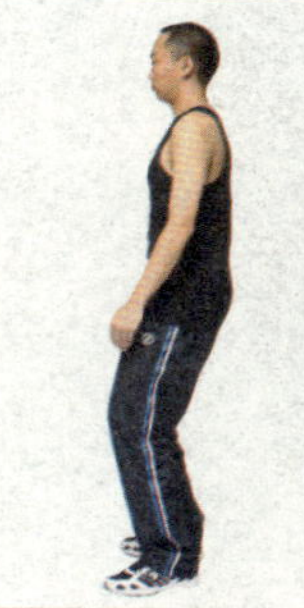
②（侧面看）膝盖不超过足尖

❷ 双手抬起，两臂平行，肘部与肚脐同高。双手回抱于胸前，做一个深呼吸——鼻吸气，口微张；想象自己是在公园里散步：观赏着美丽的景色，呼吸着新鲜空气，甚至嗅到松柏树散发出的阵阵香气，这时的思想和肌肉将自然地进入放松状态。掌心内凹，十根手指张开后里面的关节往里面夹，外面的关节往外面顶，虎口圆撑。腕关节不能僵死，两个肩膀撑开。十根手指之间要如同夹着香烟，不能让它掉下来。双手如同抱一个氢

气球，用力小了这个氢气球就飞出去了，用力大了这个氢气球就爆了。用心体会这种松而不懈、紧而不僵的感觉（图③）。

❸ 双手自然握拳，双肘稍微向外展开，双手在脐上的位置，高度不超过眉毛。设想站立在齐胸深的温水中，身体随波晃动，在煦暖的阳光下，舒舒服服地站着（图④）。

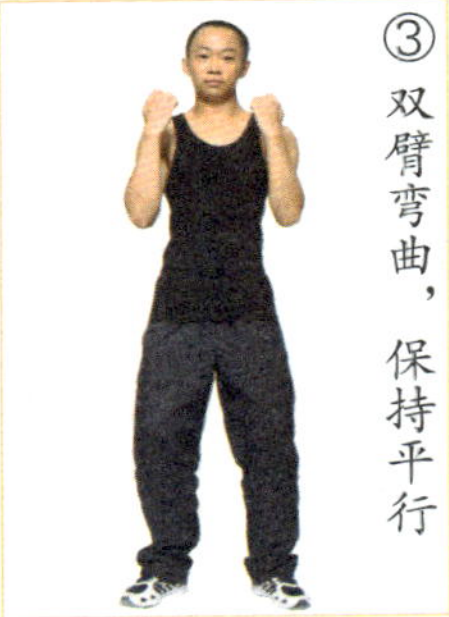
③ 双臂弯曲，保持平行

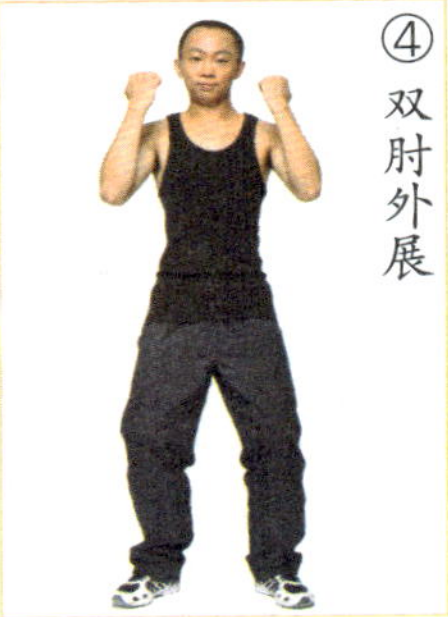
④ 双肘外展

❹ 双手抬到比双肘稍高的位置，双手略高于肩。把注意力放在身体上，感受一下身体各部分是否放松了，稍稍调整一下有紧张感的部位（图⑤）。

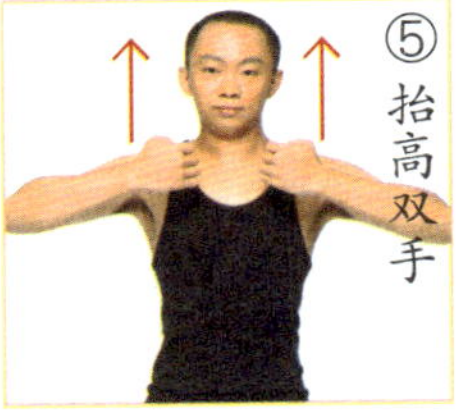
⑤ 抬高双手

❺ 双肘再稍抬高，但仍略低于双手。身体放松下来，用心感受身体与“水波”之间的阻力（图⑥）。

❻ 双手十指自然张开，双臂在胸前呈抱球状。身体充分放松，气沉于小腹，感受阳光普照。两脚平铺于地，与肩同宽，全身很随意地放松下来，双手在胸前环抱，臀部慢慢往后靠，如同要坐一个高凳，似坐非坐（图⑦）。

❼ 站桩结束，拍打一下双肩，做一些柔和的伸展动作（图⑧、图⑨）。

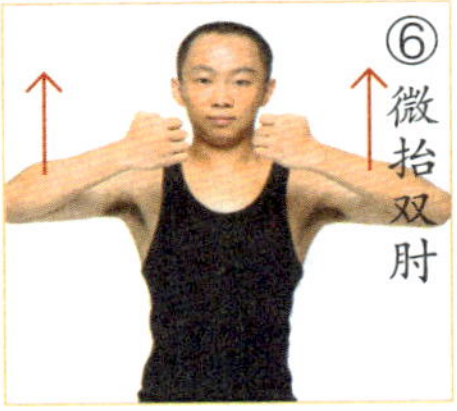
⑥ 微抬双肘

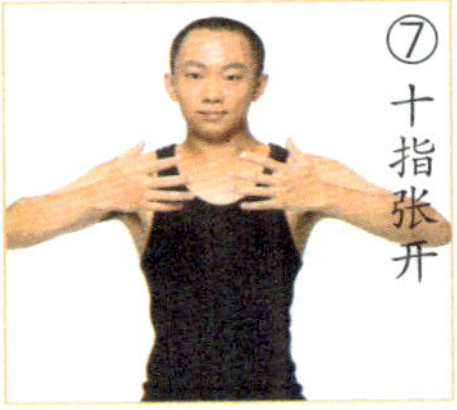
⑦ 十指张开

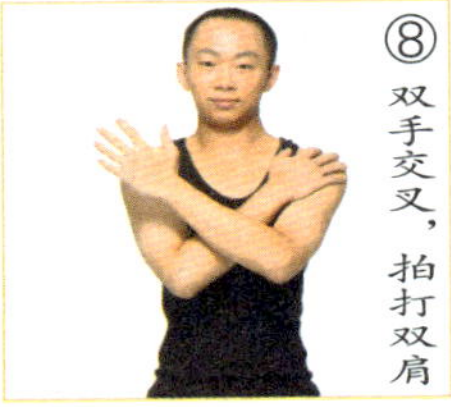
⑧ 双手交叉，拍打双肩

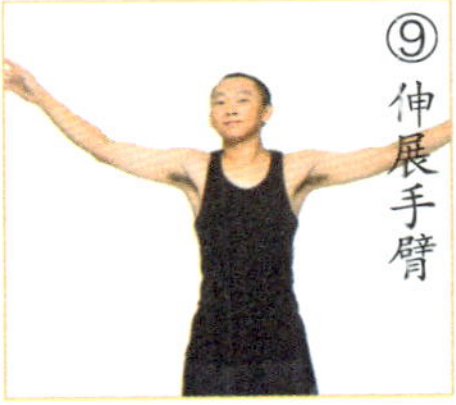
⑨ 伸展手臂

## 贴心提示

◎站桩时，要把重心放在前脚掌的2/3处，想象足跟下各踩着一只蚂蚁，既不能把蚂蚁踩死，也不能让蚂蚁跑掉，体会那种细微的劲儿——脚后跟始终要有点虚悬的感觉，但不能真正离开地面。虚悬的目的是把足阳明胃经、足太阳膀胱经、足少阳胆经三条阳经的经气调动起来。

◎饭前、饭后一小时不宜练功。在站养生桩的过程中，脚趾要有节奏地抓地，也叫抓挠。抓挠时，足心的涌泉也会随之一松一紧，有人能明显感到气血在体内微微鼓荡，传导到掌心，连劳宫也被调动起来了，既可以养心又可以养肾。

◎最忌讳的一点就是迎风站立。当出汗后，要马上穿上衣服，以避风寒。

# 益寿延年拍打功十九式

拍打功是我国传统医学的宝贵遗产之一，在医疗保健及抢救方面发挥着积极的作用，比如抢救时常使用的心肺复苏术就是拍打功的一种。民间有一个谚语："拍打气畅，气长命长。"这就说明拍打可以让人体的气血运行得更加顺畅。

## 拍打功十九式详解

现代人病痛多，拍打疗法不但直接、简单，而且有效。以拍打疗法为基础，结合中西医理论，发展出来的"长命拍式"是一种健康疗法。这种疗法每一招、每一式都有依据。全套做下来共约用18分钟，但每天基本只要拍打2～3分钟就能做好日常保健。

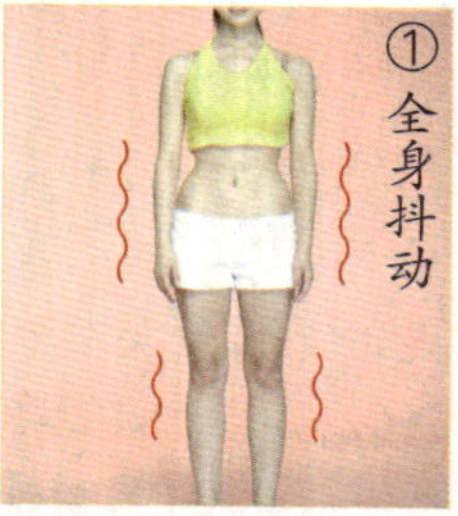
①全身抖动

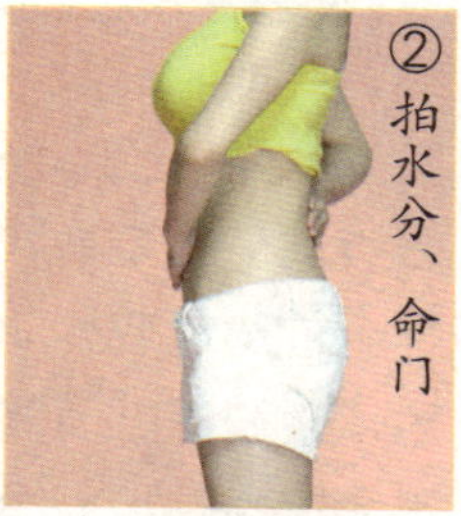
②拍水分、命门

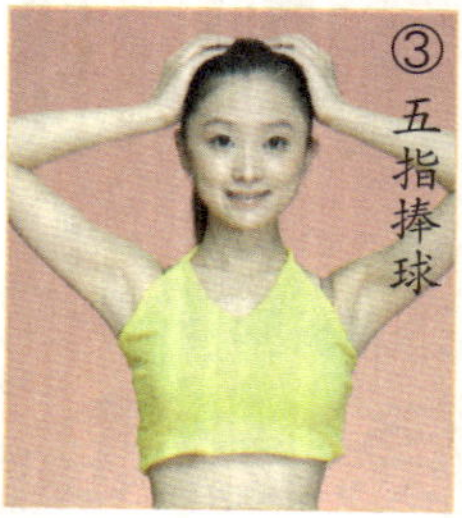
③五指捧球

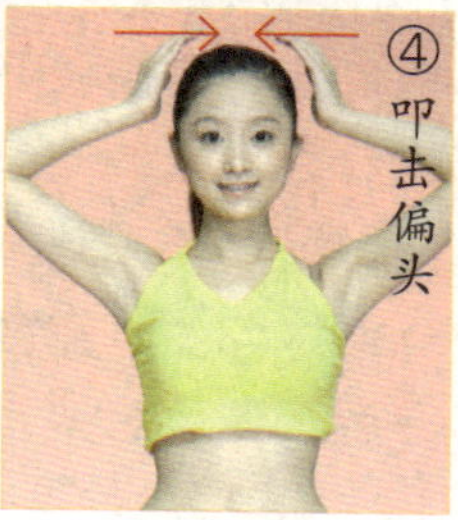
④叩击偏头

### 抖浊去瘀回春功

**动作详解**

❶ 全身放松，以腰为中心发力，带动全身，整体从上到下抖动（图①）。

❷ 抖动时注意全身放松，抖动要有规律，由慢而快、由快而慢，如此反复，才能达到养生的效果。

### 扭腰转臀冲任督

**动作详解**

❶ 全身放松，以腰为中心左右扭转，同时双手左右摆动。

❷ 摆动时双手交叉，以前手掌拍击肚脐、小腹，以后手背拍击命门。

❸ 动作由小渐大，身体顺势下蹲，并保持上身正直，前手大鱼际过肩拍击

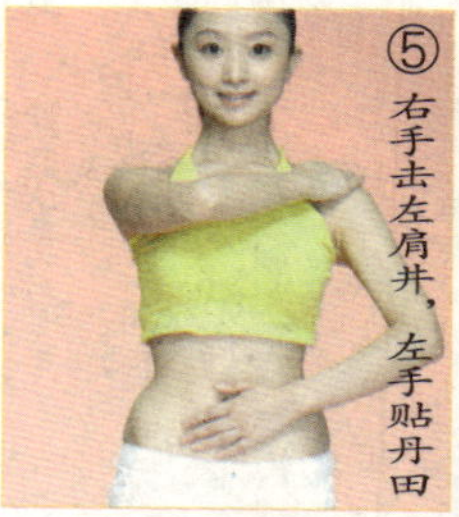
⑤右手击左肩井，左手贴丹田

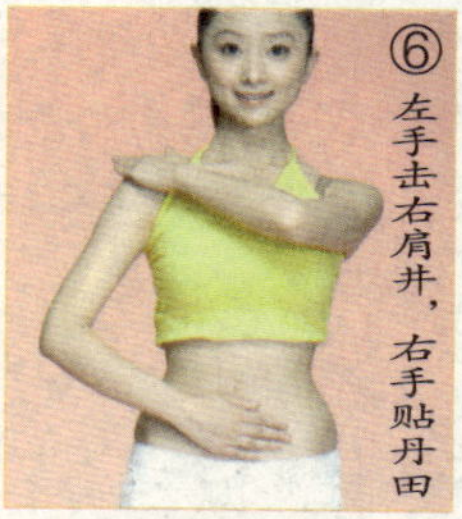
⑥左手击右肩井，右手贴丹田

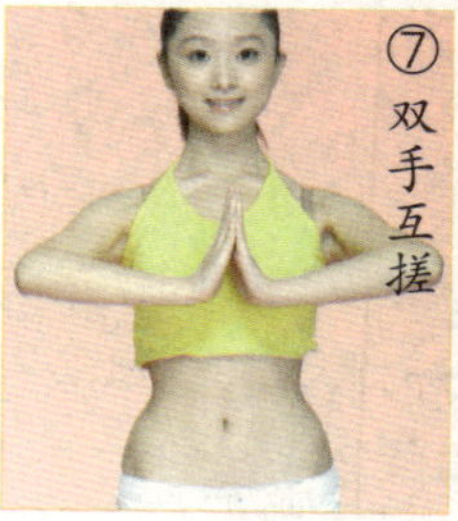
⑦双手互搓

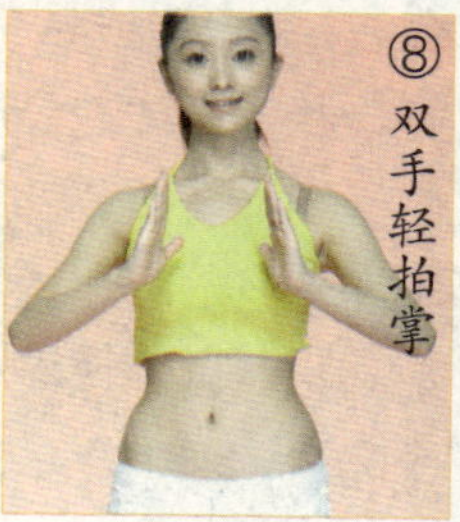
⑧双手轻拍掌

水分及对侧风门、肺俞；后手仍然以手背拍击命门（图②）。

## 叩头醒脑

### 动作详解

❶ 无杂念产生，全身放松，双手掌心相对，五指弯曲，呈捧球状，放在头的两侧（图③）。

❷ 由前额向头两侧相对叩击，顺序经前额、偏头、耳上至后脑，反复数次，身体健康的青年人可加大叩击力度（图④）。

## 脾胆贯穿

### 动作详解

❶ 以右手鱼际轻击左肩井，同时将左手掌心贴放于丹田处（图⑤）。

❷ 以左手鱼际轻击右肩井，同时将右手掌心贴放于丹田处（图⑥）。

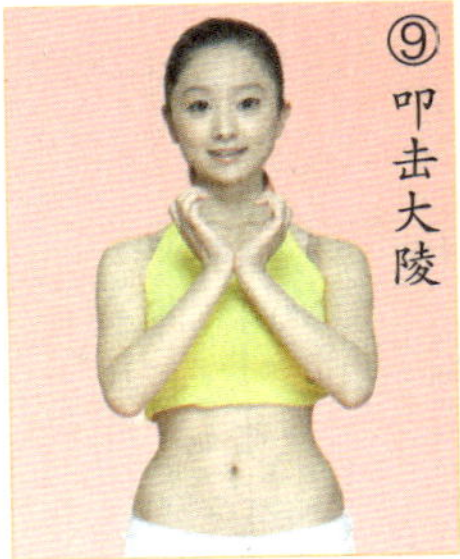

⑨ 叩击大陵

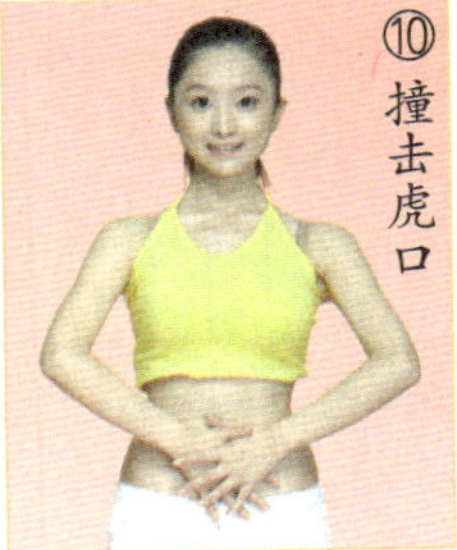

⑩ 撞击虎口

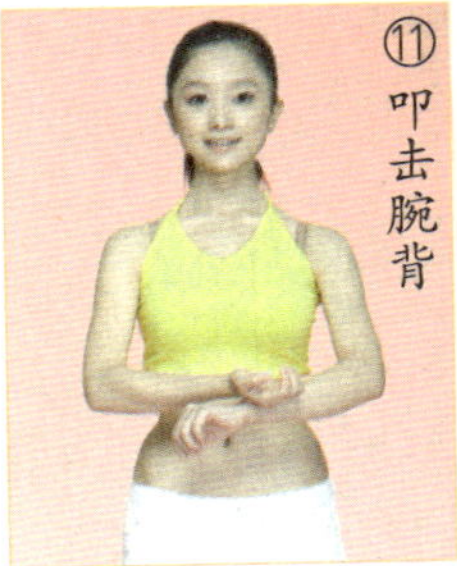

⑪ 叩击腕背

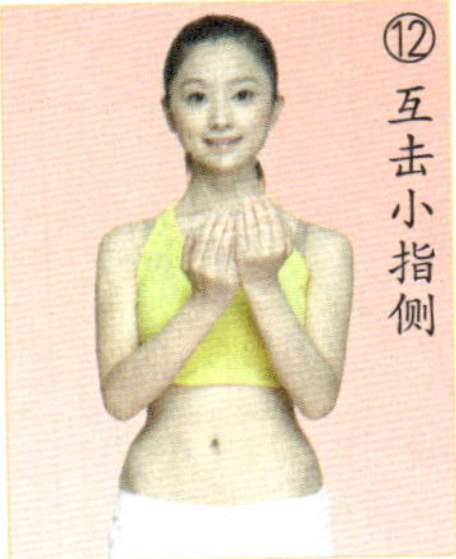

⑫ 互击小指侧

## 十二井穴保健操

### 动作详解

❶ 双手互搓，以双手感觉发热为宜（图⑦）。

❷ 双手轻拍掌，脚趾一定要用力抓地（图⑧）。

❸ 双手手指弯曲，以指尖、掌根互相叩击。

❹ 双手掌心向上，呈捧莲花状，以腕部大陵相互叩击（图⑨）。

❺ 双手掌心向下，虎口张开，左右交叉，相互撞击（图⑩）。

❻ 双手除拇指外的四指张开、交叉、相互撞击。双手手背相对，以腕背上下叩击（图⑪）。

❼ 双手掌心向上，以小指侧互相击打（图⑫）。

❽ 双手翻转，掌心向下，拇指与食指捏成鸭嘴状，其余三指自然并拢，互相叩击双手合谷。

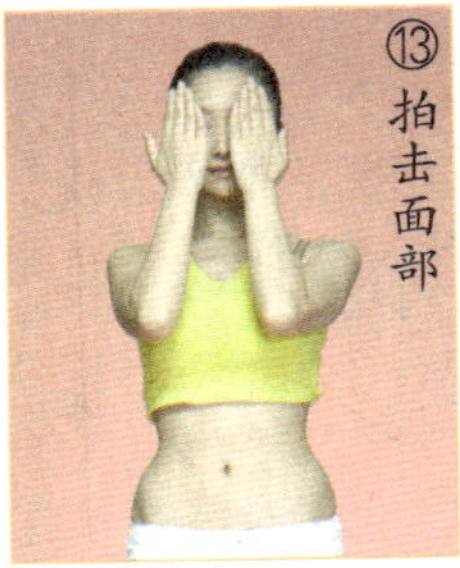

⑬ 拍击面部

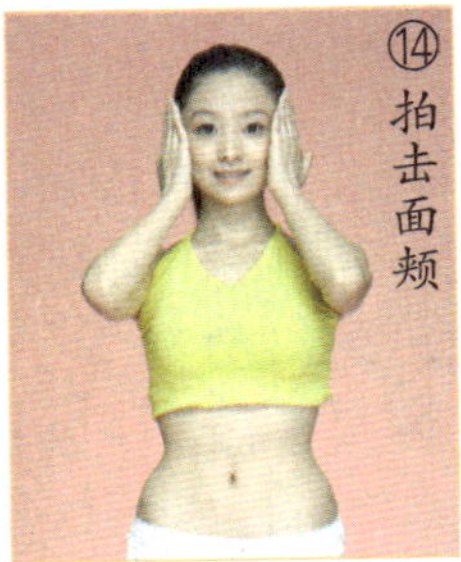

⑭ 拍击面颊

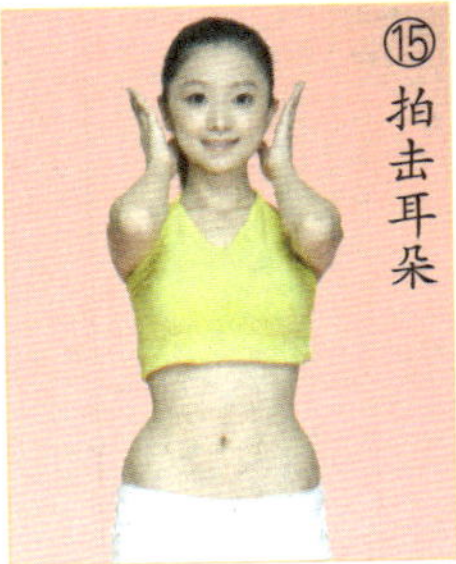

⑮ 拍击耳朵

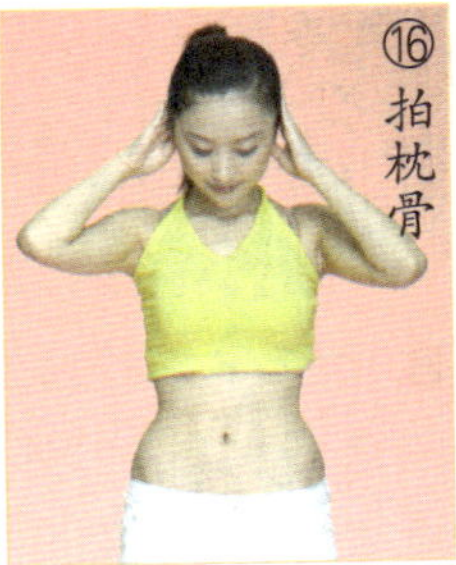

⑯ 拍枕骨

## 开天鸣鼓

**动作详解**

❶ 五指伸直，手肘微下沉，指尖朝上，以双掌相对拍击面部（图⑬）。

❷ 由中间缓缓拍向两侧，经面颊、耳朵，再至耳后（图⑭、图⑮）。

❸ 双掌过耳后，慢慢转掌、抬肘，指尖相对，拍击枕骨，再经枕骨顺势拍击至肩部，反复数次（图⑯）。

## 大椎关通

**动作详解**

❶ 举起左手，五指弯曲，以全掌拍打颈椎，同时右手掌自胸部下移至丹田处（图⑰）。

❷ 换手操作，举起右手，五指弯曲，以全掌拍打颈椎，同时左手掌自胸部下移至丹田处（图⑱）。

## 行气活血心肺功

**动作详解**

❶ 以左手掌根轻拍右肩下胸窝云门、中府两穴，同时将右手掌心贴放在丹田处（图⑲）。

❷ 换手操作，以右手掌根轻拍左肩下胸窝云门、中府两穴，同时将左手掌心贴放在丹田处（图⑳）。

## 运气化血三阳功

**动作详解**

❶ 右手平肩前伸，掌心向下，左手握空拳，由右手背轻捶至肩颈处，反复数次（图㉑、图㉒）。

❷ 换手操作，左手平肩前伸，掌心向下，右手握空拳，由左手背轻捶至肩颈处，反复数次（图㉓、图㉔）。

## 舒筋活络三阴功

**动作详解**

❶ 左手平肩前伸，掌心向上，右手握空拳，由左侧肩颈轻捶至指尖，反复数次（图㉕、图㉖）。

❷ 换手操作，右手平肩前伸，掌心向上，左手握空拳，由右侧肩颈轻捶至指尖，反复数次（图㉗、图㉘）。

## 前八卦转小乾坤

**动作详解**

❶ 双手握空拳，轻捶胸部（图㉙）。

❷ 双手环形正反运转（图㉚）。

## 大乾坤上下齐功

**动作详解**

双手握空拳，由胸部捶击至下腹。双拳分左右上下在胸部、腹部以八卦状运转捶击（图㉛、图㉜）。

## 腰肾命门先天功

**动作详解**

双手握空拳，以拳背轻捶双腰，左右移动交互捶击命门（图㉝、图㉞）。

## 强健腿骨足三阳

**动作详解**

❶ 上身微向前俯、弓腰、头下垂，用双手掌心拍击臀部上方（图㉟）。

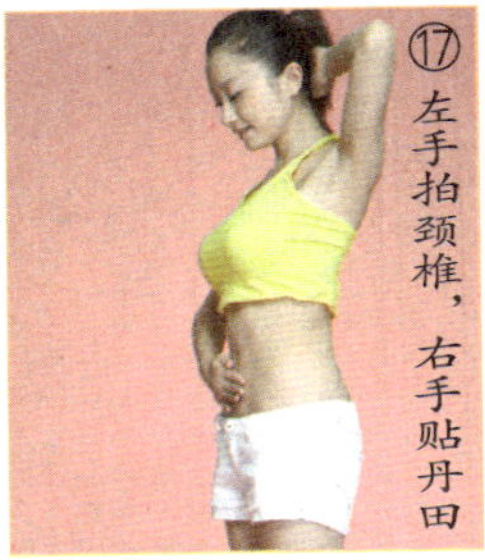
⑰ 左手拍颈椎，右手贴丹田

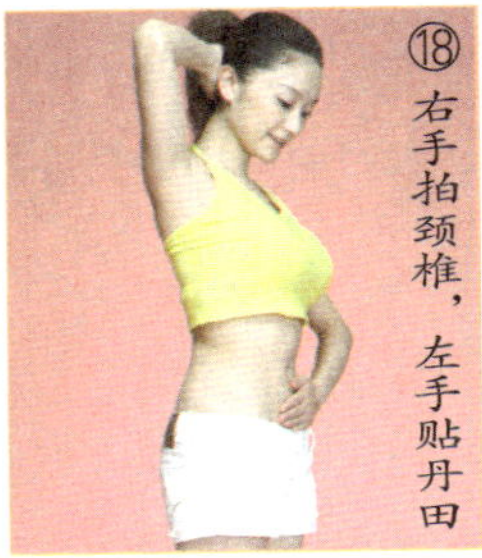
⑱ 右手拍颈椎，左手贴丹田

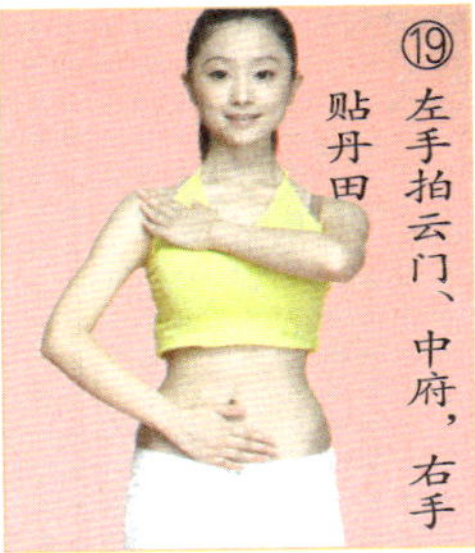
⑲ 左手拍云门、中府，右手贴丹田

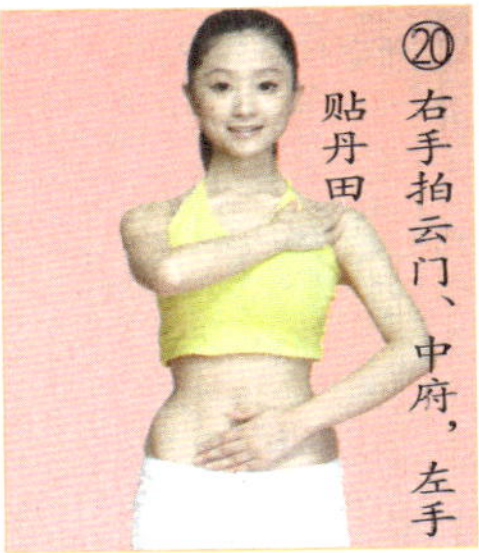
⑳ 右手拍云门、中府，左手贴丹田

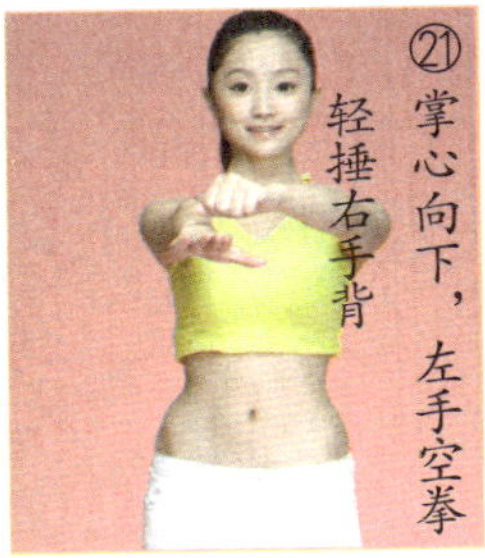
㉑ 掌心向下，左手空拳轻捶右手背

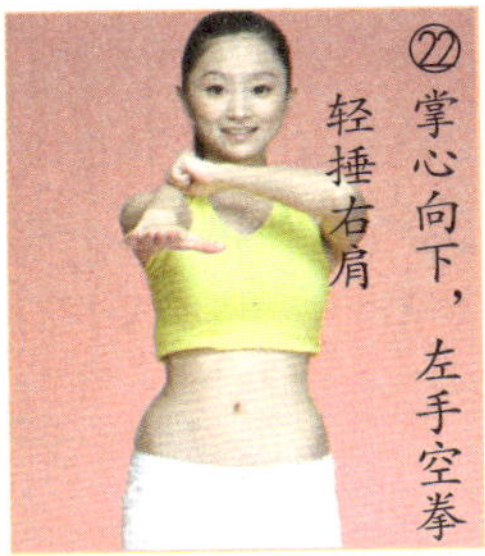
㉒ 掌心向下，左手空拳轻捶右肩

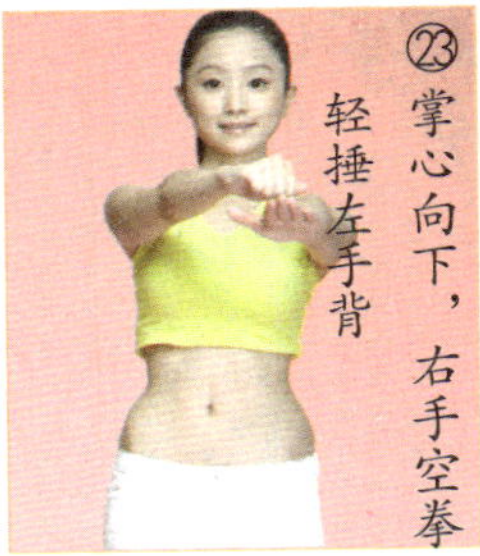
㉓ 掌心向下，右手空拳轻捶左手背

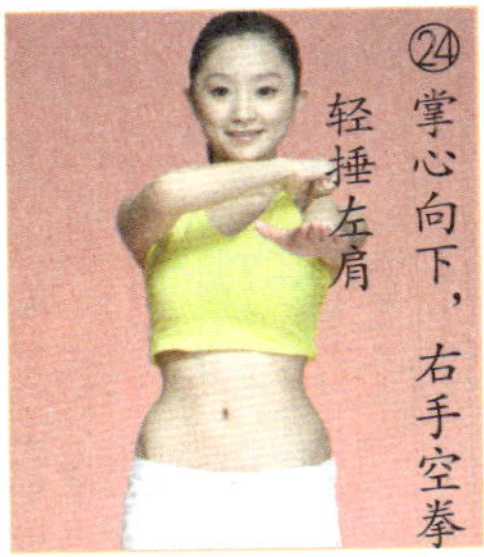
㉔ 掌心向下，右手空拳轻捶左肩

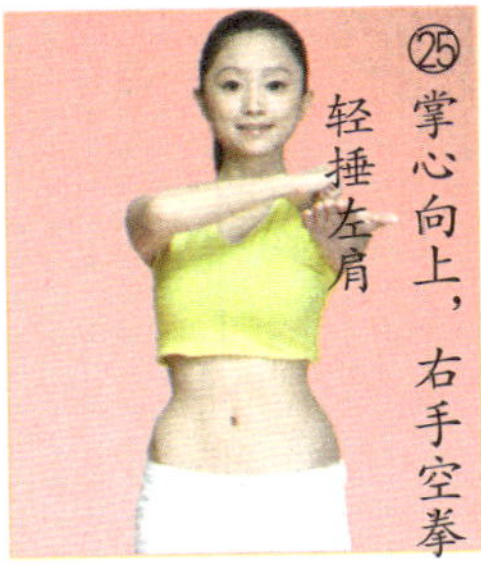
㉕ 掌心向上，右手空拳轻捶左肩

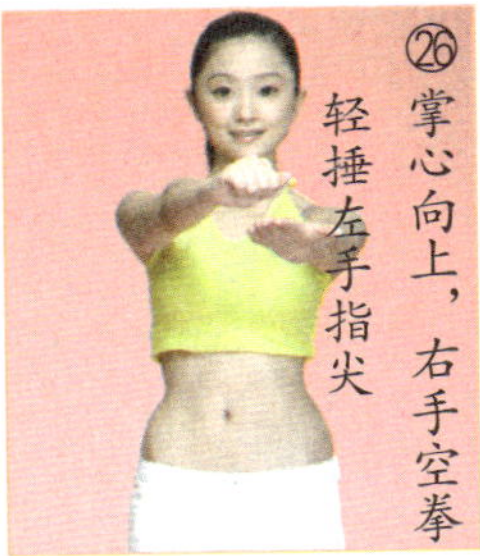
㉖ 掌心向上，右手空拳轻捶左手指尖

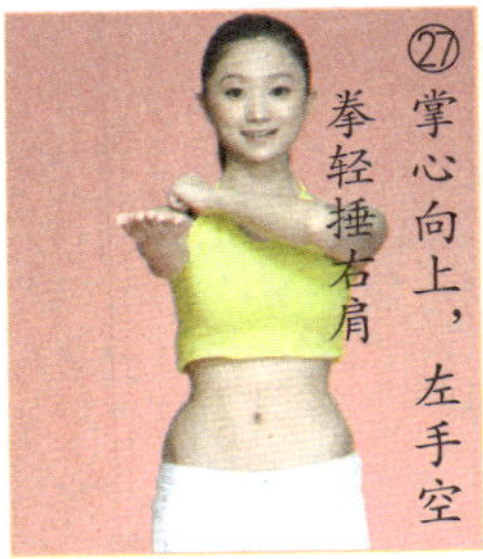
㉗ 掌心向上，左手空拳轻捶右肩

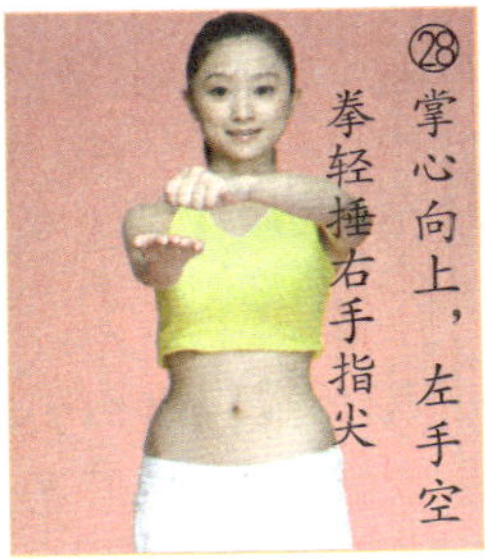
㉘ 掌心向上，左手空拳轻捶右手指尖

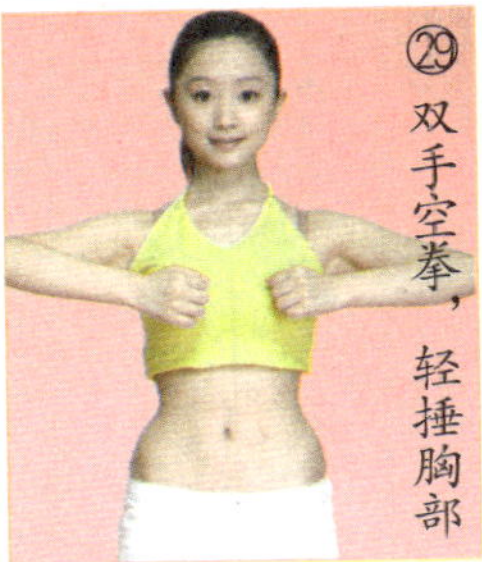
㉙ 双手空拳，轻捶胸部

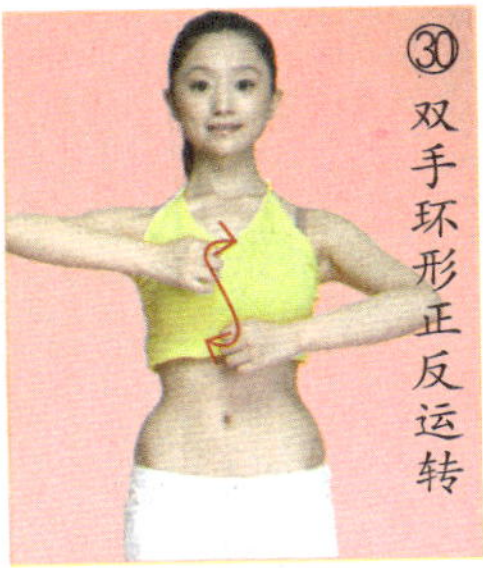
㉚ 双手环形正反运转

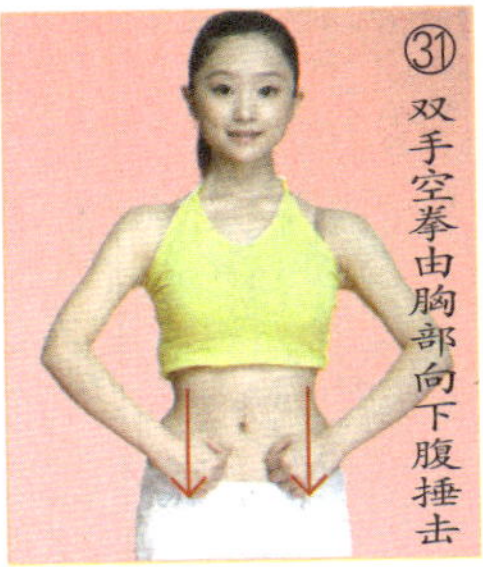
㉛ 双手空拳由胸部向下腹捶击

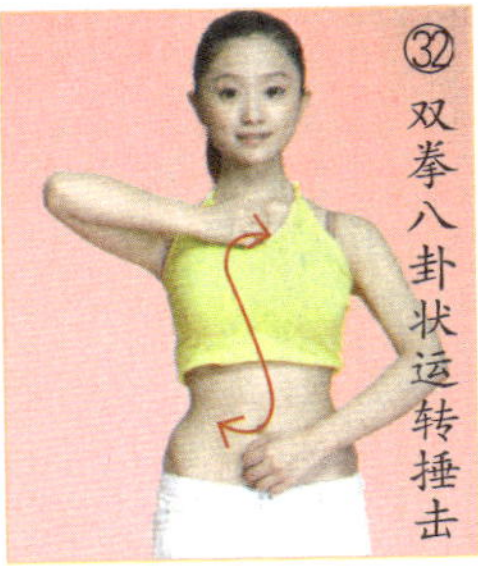
㉜ 双拳八卦状运转捶击

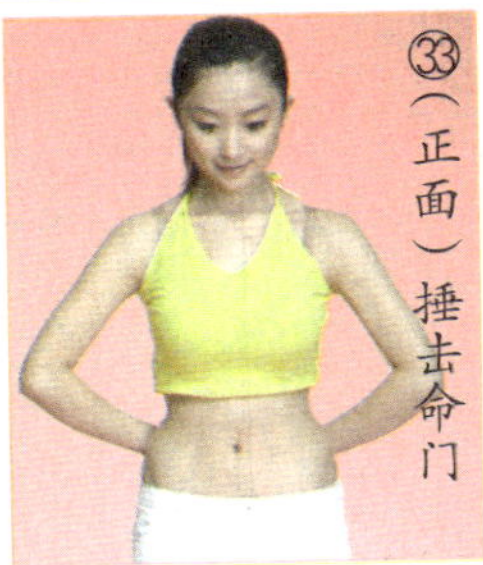
㉝（正面）捶击命门

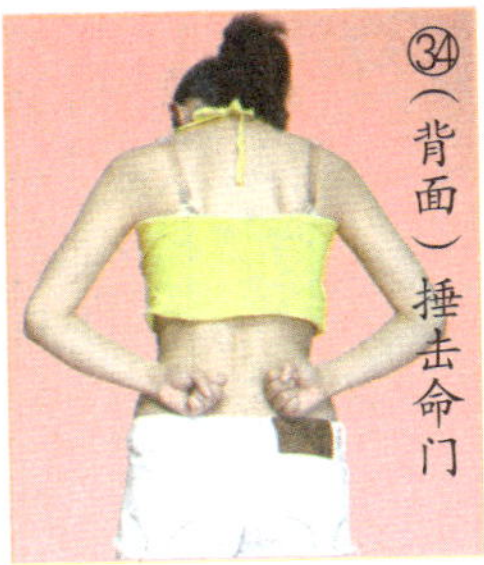
㉞（背面）捶击命门

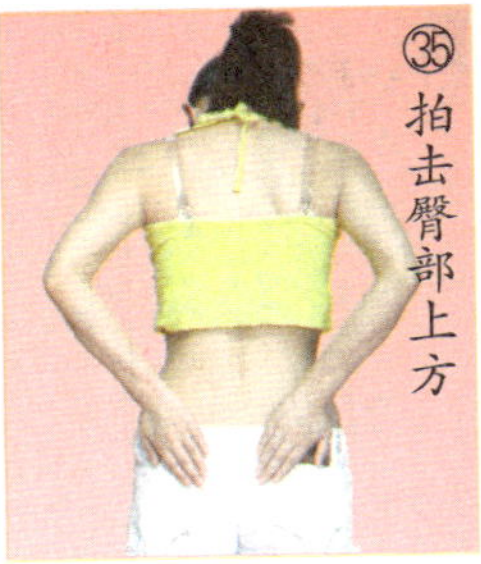
㉟ 拍击臀部上方

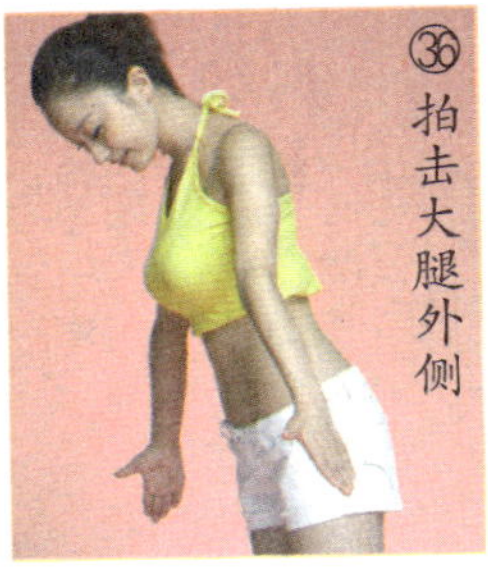
㊱ 拍击大腿外侧

❷ 顺着大腿外侧、大腿后拍击至脚后跟，上下反复数次（图㊱、图㊲）。

## 充盈骨髓足三阴

### 动作详解

❶ 用掌拍击，由脚踝内侧开始，并顺势而上（图㊳）。

❷ 双掌经膝、股内侧拍击至小腹，如此上下反复数次（图㊴）。

## 延寿功

### 动作详解

身体自然站直，全身放松，双手握空拳，同时捶击小腹（图㊵）。捶击力度由小到大，由慢到快。

## 强心功

### 动作详解

❶ 双手握空拳自小腹向上捶击。

❷ 双手并在胸部正反交互，以八卦状运转捶击。注意胸部为脏腑要地，不宜用力过大（图㊶）。

## 阴阳和合乾坤转

### 动作详解

❶ 双手握空拳，先由上往下捶击至小腹，再由下往上捶击至胸部，如此反复数次（图㊷）。

❷ 双手自然分开，自上而下捶击小腹及胸部，左右交互，上下捶击（图㊸）。

❸ 结束捶击，同时用丹田发出“嘿、嘿”两声（图㊹）。

## 天人合一长命功

### 动作详解

❶ 搓双手，咽津一口（图㊺、图㊻）。

❷ 双手指尖朝上，掌心相对，距离10～15厘米，置于膻中前约10厘米处。

❸ 从心里感应静磁场，站立1～3分钟（图㊼）。

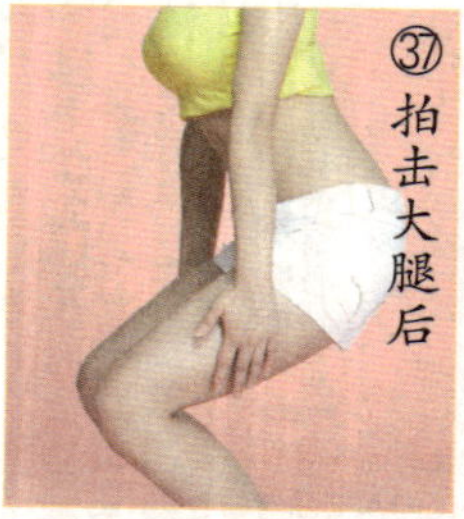

㊲ 拍击大腿后

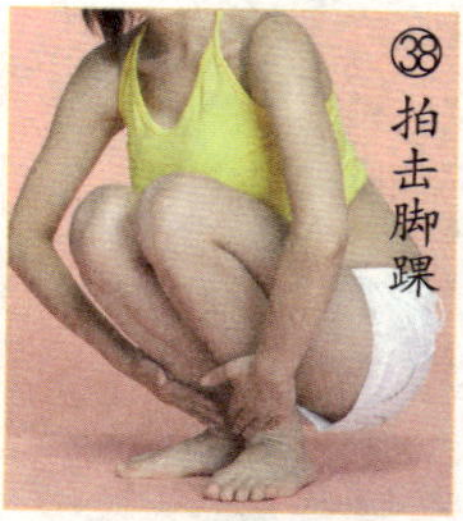

㊳ 拍击脚踝

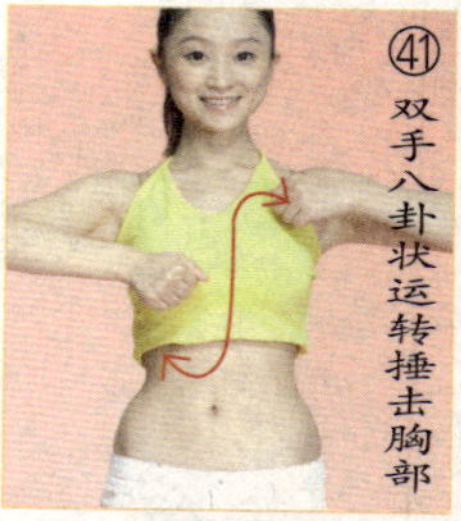

㊶ 双手八卦状运转捶击胸部

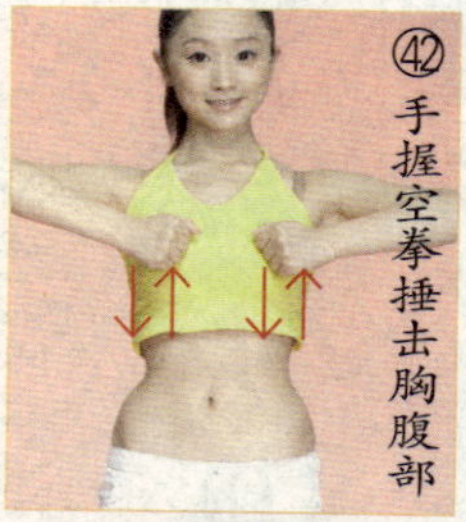

㊷ 手握空拳捶击胸腹部

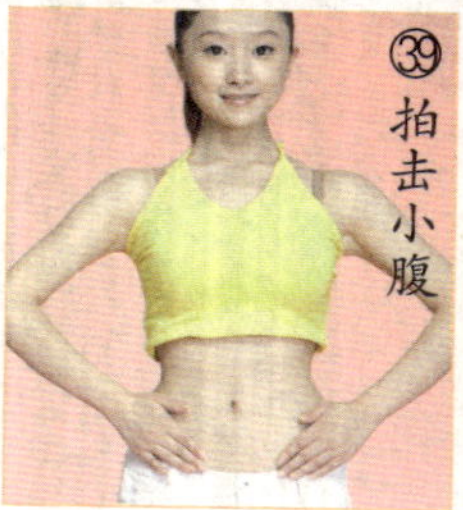

㊴ 拍击小腹

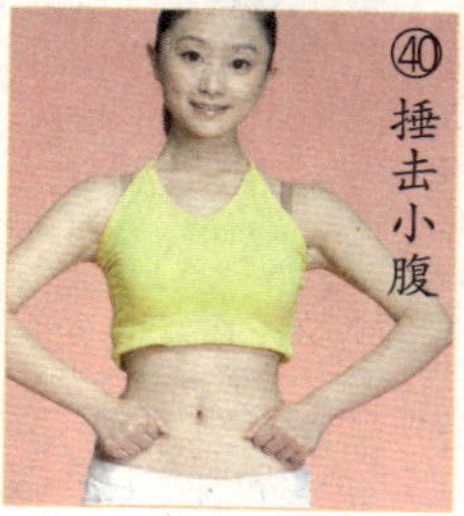

㊵ 捶击小腹

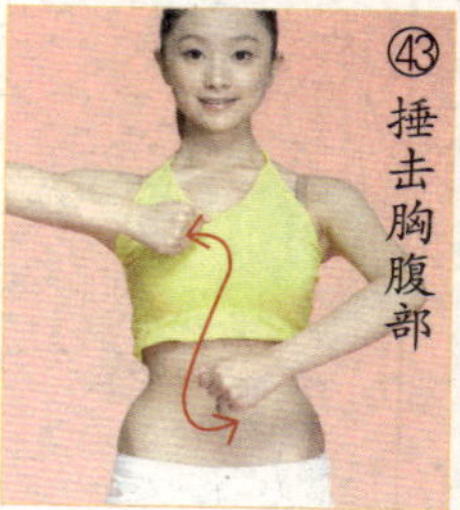

㊸ 捶击胸腹部

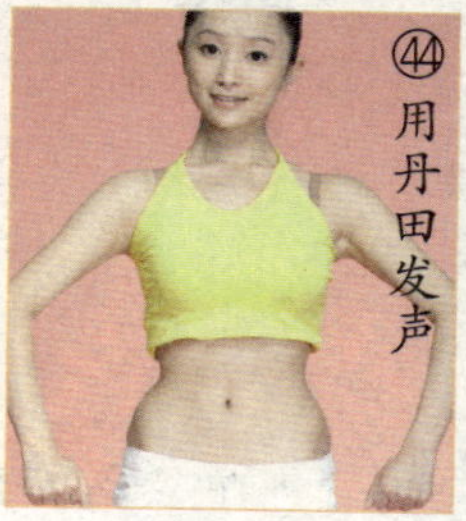

㊹ 用丹田发声

## 拍打手法详解

### 松掌拍打法

用松掌拍打法不会受伤，轻拍就可达到行气活血的目的，且适用于身体任何部位，是气功动作中最安全的手法，特别适合健康的儿童和老人，以及患重病的人。如果刚开始拍时出现气闷情况，则可把力道改小一些，以自我感觉舒服为宜。3～5天后，若气血比以前通畅了，则可逐渐增加力道。这样气血运行起来会越来越顺畅，长期坚持身体会更健康。

**动作详解**

一手五指伸直，手掌放松（图㊽）。轻轻拍击身体各部位（图㊾）。

### 空拳拍击法

经舒筋活血，体力较好后，可采用空拳拍击法。空拳也叫虚拳，用空拳拍击时会产生磁场共振，能促进血液流通。拍击时手腕要放松，这样效果会比较好。此法虽比松掌拍打法有力，但也不易对人体造成伤害。

**动作详解**

❶ 拇指弯曲。
❷ 另外四指弯曲，把拇指包在掌心里。
❸ 形成空腔。
❹ 以空拳轻轻拍击身体。

### 实拳拍击法

和空拳不同，实拳的拳头没有空腔，拍击时力度大。拍击时应注意，开始要轻轻地，由轻而重，拍击时间也要从短慢慢加长。

**动作详解**

先将拇指之外的四指弯曲轻握（图㊿）；弯曲拇指，放在四指外侧，五指握成拳头（图51）；拍击身体，注意控制力道（图52）。

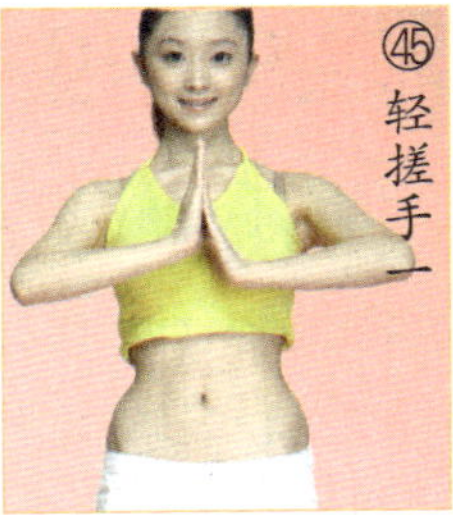
㊺ 轻搓手一

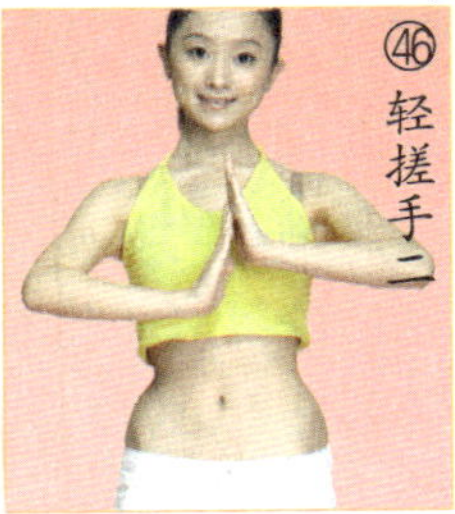
㊻ 轻搓手二

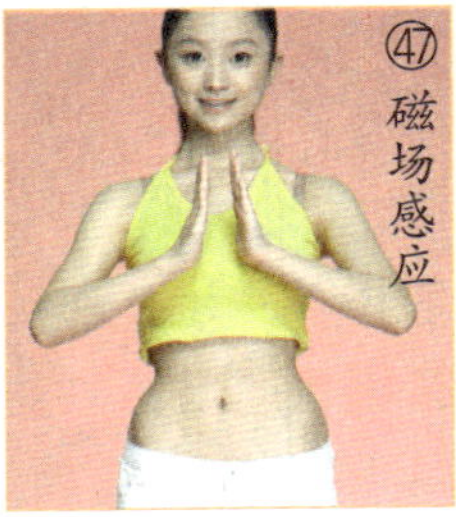
㊼ 磁场感应

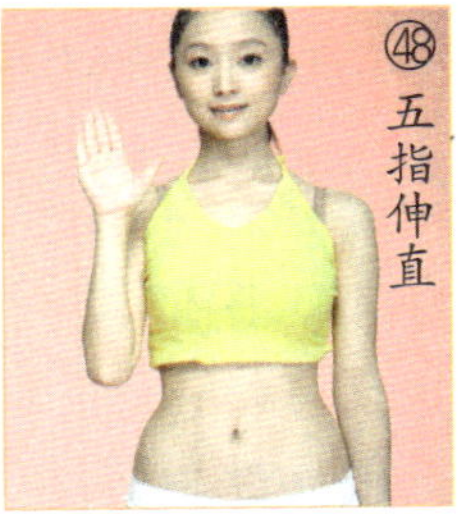
㊽ 五指伸直

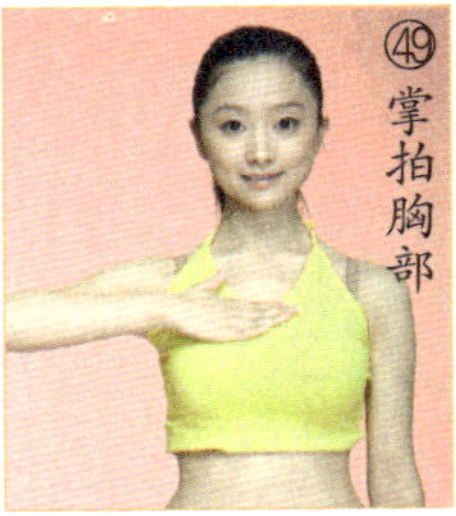
㊾ 掌拍胸部

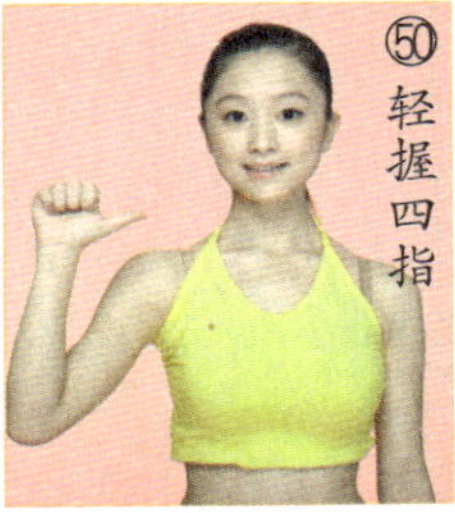
㊿ 轻握四指

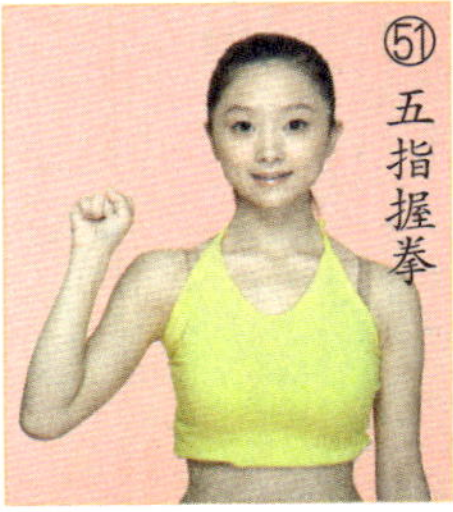
51 五指握拳

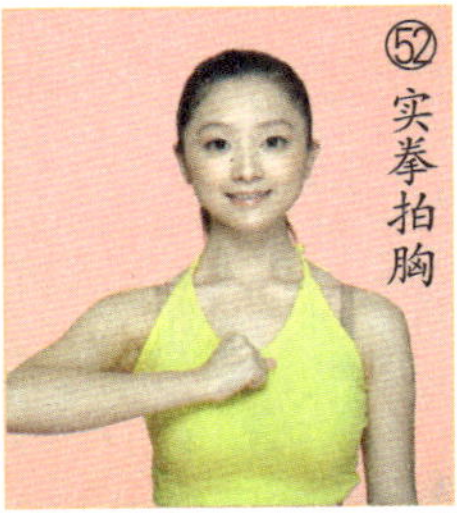
52 实拳拍胸

# 一日三部曲经络养生操

每天从早上起床到晚上睡觉，如果能遵循良好的生活规律，同时根据不同的作息时段做一做经络养生操，那么身体就会健健康康，整个人活力四射。

## 一日之前奏——晨起养生操

中医认为，日出而作、日落而息的作息规律对维持身体健康至关重要。因此，每天早上到时间就起床，起床后以调整气血流通的经络养生操来舒展身体。

❶ 伸展阴经。站立，双脚打开，与肩同宽，两手掌相扣，尽量向上举，仰起上体，抬高下颌（图①）。

❷ 伸展阳经。站立，双脚打开，与肩同宽，两手掌相扣于头后，上半身前屈，以伸展脊骨（图②）。

❸ 伸展侧面的经络。双臂上举，手掌在头顶相扣，相继向左右两侧倾倒，从脚尖到手的前端舒适地伸展（图③）。

❹ 接受天和地之气。站立，膝盖向身体左右两侧微屈。一手臂上举至头顶，屈肘，手掌翻向上方；另一手臂自然下垂，屈肘，使手掌位于腹部前侧，手掌翻向下方，即摆出一手朝天、一手向地的姿势。吸气，边吐气边将两手臂慢慢旋转，改变两手的天地位置（图④）。

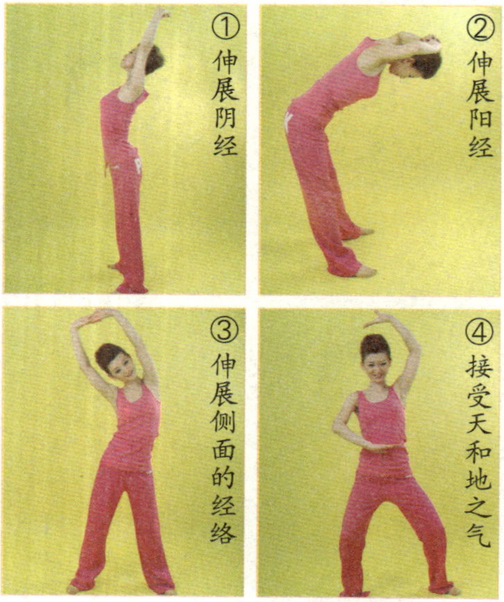


## 一日之二重奏——下午养生操

吃过午饭后，人往往会昏昏欲睡，这时做一做下面的经络养生操，舒展一下身体，缓和一下紧张的情绪，调整一下身心，可恢复元气、提高午后的工作效率。

### 在办公室

❶ 伸直颈部侧方的肌肉。一手抵在头的侧方，另一手放在该手的上面，边吐气边慢慢将脸向左侧倾倒，维持5

秒钟后慢慢恢复原状。换另一侧进行同样的练习（图⑤）。

❷ 伸直颈后方的肌肉。伸直背，两手交叉抵在头后，慢慢将颈部向前倾，低头，维持5秒钟后慢慢恢复原状（图⑥）。

❸ 将拇指抵在手内侧的郄门上，将中指抵在手外侧的四渎上。保持此状态，将手向前后摆动（图⑦、图⑧）。

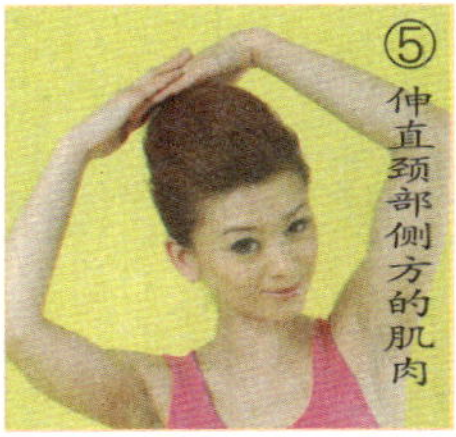

⑤ 伸直颈部侧方的肌肉

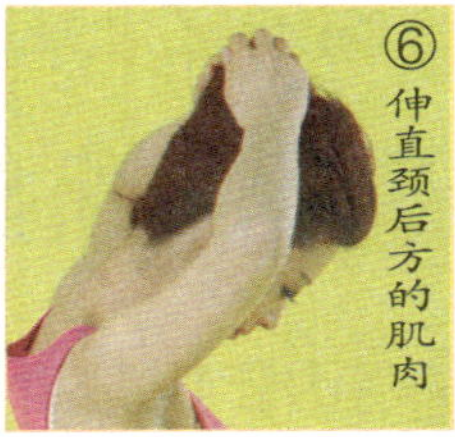

⑥ 伸直颈后方的肌肉

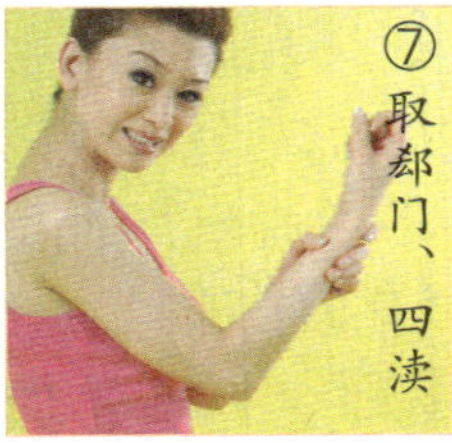

⑦ 取郄门、四渎

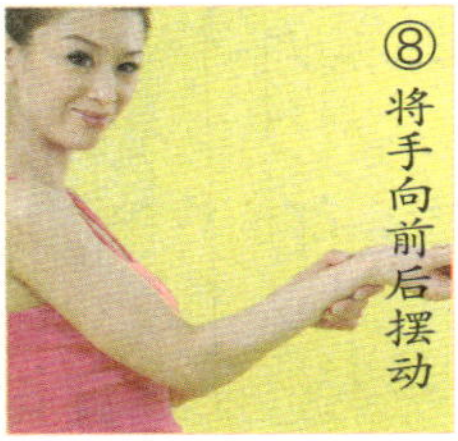

⑧ 将手向前后摆动

## 在家

❶ 在做擦玻璃等家务时，伸直左手臂，将右手的中指按压位于左肩的肩井（图⑨）。

❷ 保持上一个步骤的状态，将左手臂向左右两侧摆动。摆动幅度应大一些（图⑩）。

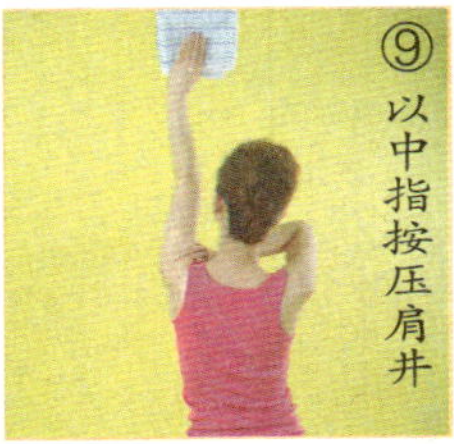

⑨ 以中指按压肩井

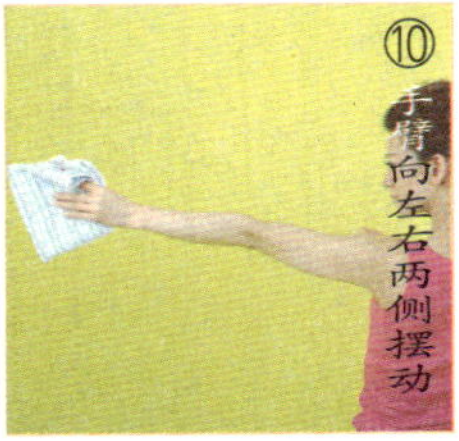

⑩ 手臂向左右两侧摆动

## 一日之休止符——安眠养生操

夜晚睡眠状态不佳往往会造成次日清晨有疲劳感，如颈部或肩膀僵硬等。每晚睡前做一做舒展经络的养生操可防止这些情况出现。

❶ 伸展全身。仰卧，两手在头的上方伸直，边吐气边伸展全身（图⑪）。

❷ 屈膝，闭目。膝盖朝上弯曲，双手重叠放在肚脐上，闭上眼睛，持续3分钟。在此过程中应放松，不想任何事，这样可赶走脑部的疲劳感（图⑫）。

❸ 慢慢转头。边吐气边将颈部向右转，使脸颊尽量靠近地面，之后将颈部转向左侧（图⑬）。

❹ 将头抬高、放下。将头慢慢向上抬高，之后慢慢放下（图⑭）。

⑪ 伸展全身

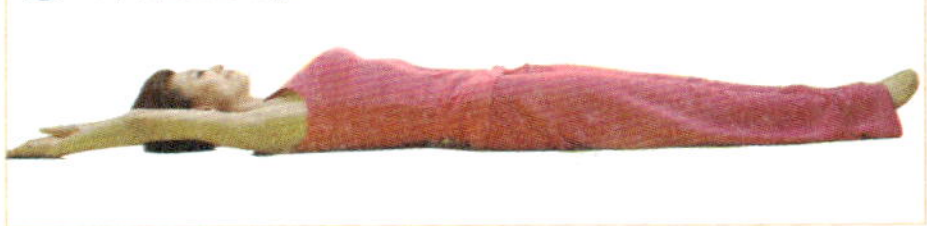

⑫ 屈膝，闭目

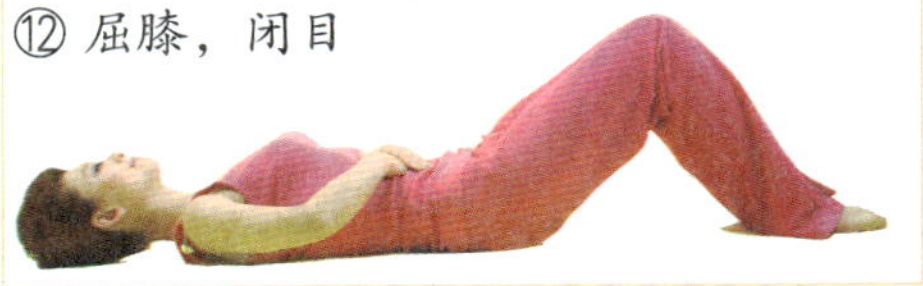

⑬ 慢慢转头

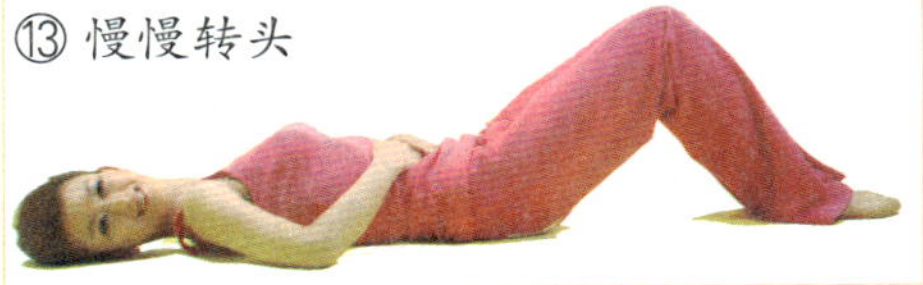

⑭ 将头抬高、放下

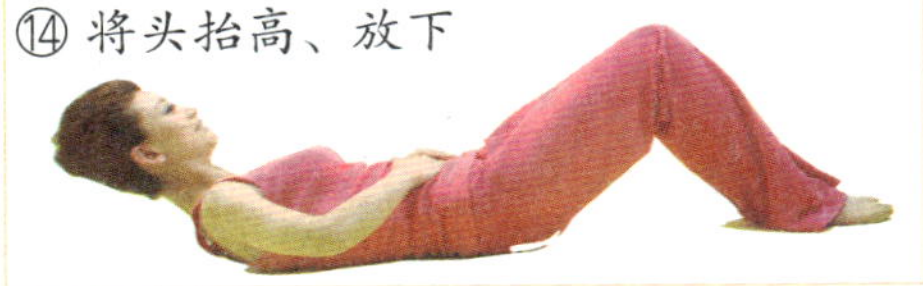

# 14条经络全套养生操详解

经络是气血、津液循行于人体的通路。经络畅通，气血、津液的循行就不会出现迟滞现象，人体也就处于健康的状态；经络一旦不畅通，就会影响气血、津液的流通，从而引起脏腑的病变。而脏腑一旦出现病变，在经络上就会表现为僵硬、不通或经穴凹陷，在体表上出现异常，表现为虚证或实证。

我们可以先根据自身的体表表现判断所患疾病是虚证还是实证，然后对证按摩相关的经络，从而起到改善的作用。下面介绍的经络养生操就具有不错的养生保健功效。

## 手太阴肺经养生操

### 按摩手法

❶ 以4根手指按揉经脉（图①）。虚证者：从肩膀，经过手肘、手腕，朝向拇指，以4根手指自上而下按揉。实证者：拇指侧朝向肩膀，以4根手指自下而上按揉。

❷ 以拇指按揉与上一个步骤相同的部位（图②）。虚证者：在与上一个步骤相同的部位以相同的方式以拇指自上而下按揉。实证者：在与上一个步骤相同的部位以相同的方式以拇指自下而上按揉。

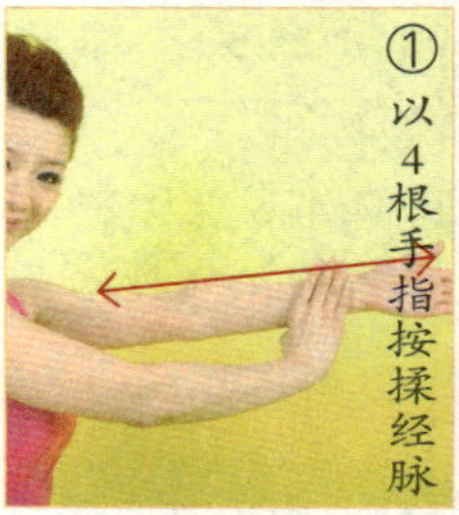


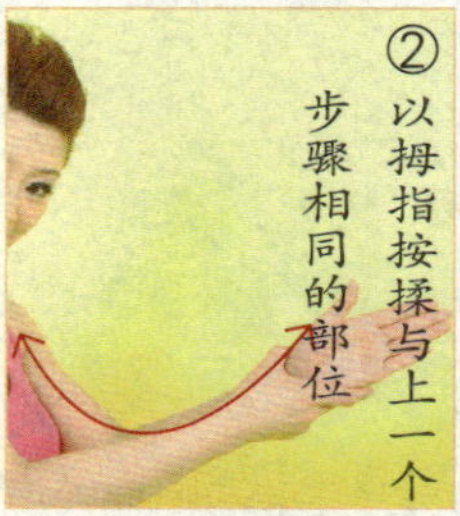


## 手阳明大肠经养生操

### 按摩手法

❶ 以4根手指按揉经脉（图③）。虚证者：从食指，经过手臂的外侧，朝向颈部的根部，以4根手指自下而上按揉。实证者：从颈部的根部，经过手臂的外侧，朝向食指，以4根手指自上而下按揉。

❷ 以拇指按揉手臂外侧（图④）。虚证者：在手臂外侧，以相同的方式以拇指自下而上按揉。实证者：在手臂外侧，以相同的方式在同样的部位以拇指自上而下按揉。

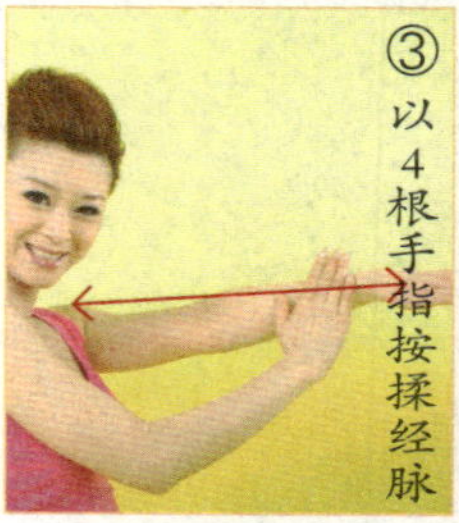


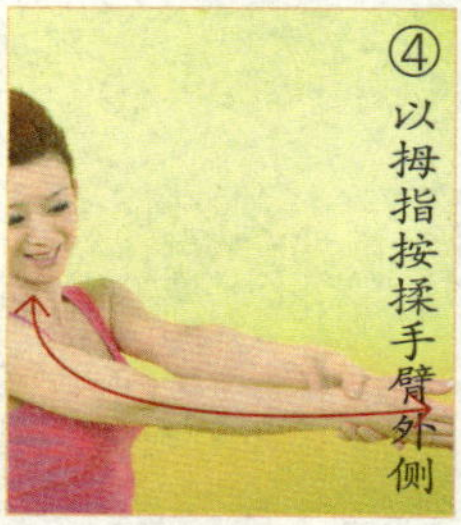

## 足阳明胃经养生操

### 按摩手法

❶ 按揉腿部的经脉（图⑤）。虚证者：从大腿根部的外侧，过大腿的外侧、膝盖的外侧、脚踝前面的中央，朝向第2趾，以拇指由上至下按揉。实证者：从第2趾，经过脚踝前面的中央、膝盖的外侧、大腿的外侧，朝向大腿根部的外侧，以拇指由下至上按揉。

❷ 按揉腹部的经脉（图⑥）。虚证者：在距离肚脐3指的外侧，以4根手指左右同时按揉，经锁骨，朝向大腿根部。实证者：在距离肚脐3指的外侧，以4根手指左右同时按揉，经大腿根部，朝向锁骨。

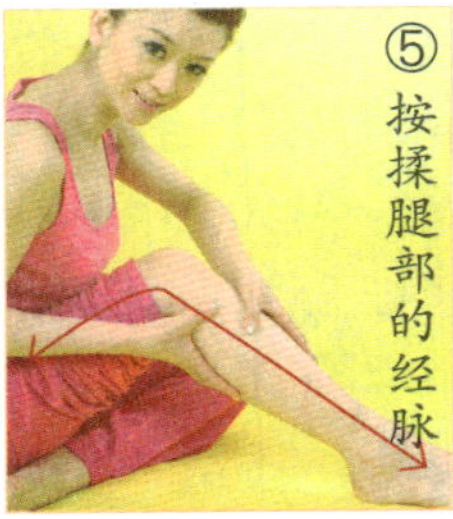
⑤按揉腿部的经脉

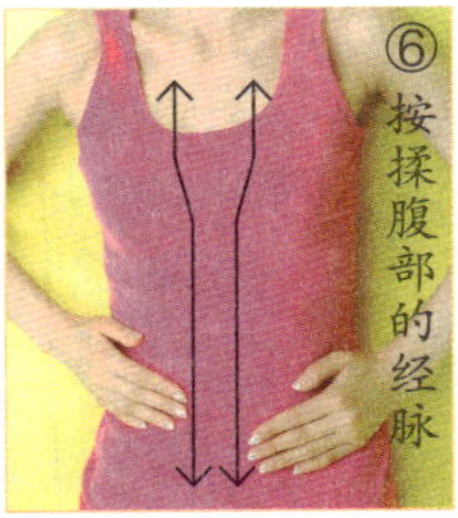
⑥按揉腹部的经脉

## 足太阴脾经养生操

### 按摩手法

❶ 按揉腿部的经脉（图⑦）。虚证者：从大趾，经脚踝、小腿肚、大腿的内侧，朝向大腿根部，以拇指自下而上按揉。实证者：从大腿根部，经过大腿、小腿肚、脚踝的内侧，朝向大趾，以拇指自上而下按揉。

❷ 按揉腹部的经脉（图⑧）。虚证者：在距离肚脐4指的外侧，以4根手指按揉，经大腿根部，朝向锁骨，以两手同时自下而上按揉。实证者：在距离肚脐4指的外侧，以4根手指按揉，经锁骨，朝向大腿根部，以两手同时自上而下按揉。

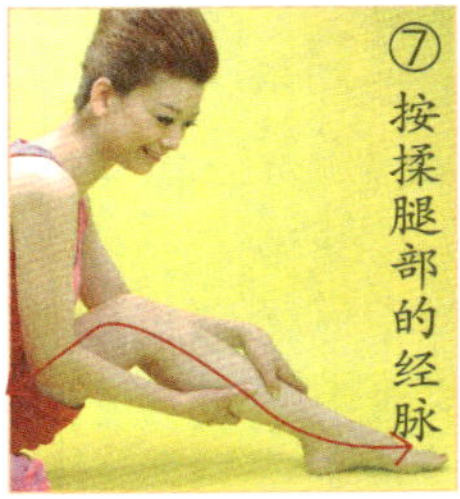
⑦按揉腿部的经脉

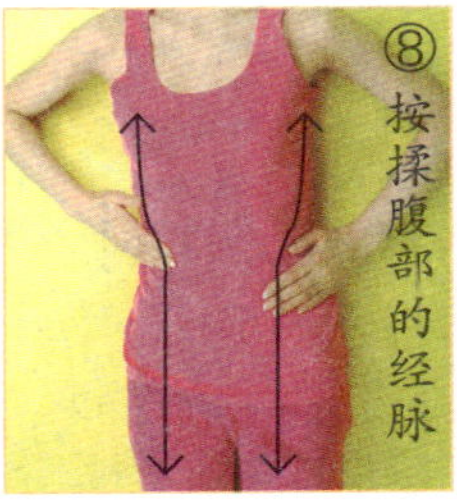
⑧按揉腹部的经脉

## 手少阴心经养生操

### 按摩手法

❶ 以4根手指按揉经脉（图⑨）。虚证者：从腋下开始，经手肘和手腕的内侧，朝向手的小指，以4根手指自上而下按揉。实证者：从手的小指开始，经手腕和手肘的内侧，朝向腋下，以4根手指自下而上按揉。

❷ 以拇指按揉与上一个步骤相同的部位（图⑩）。虚证者：在与上一个步骤相同的部位以拇指自上而下按揉。实证者：在与上一个步骤相同的部位以拇指自下而上按揉。

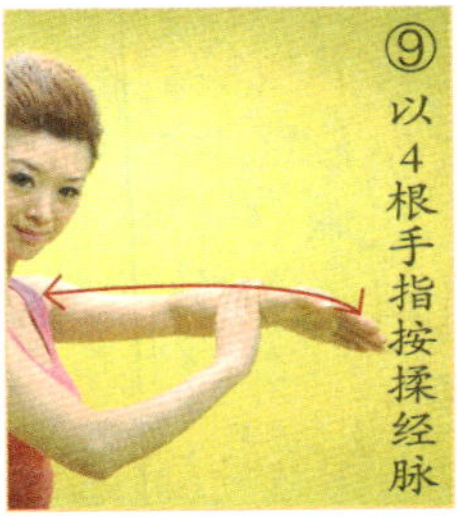
⑨以4根手指按揉经脉

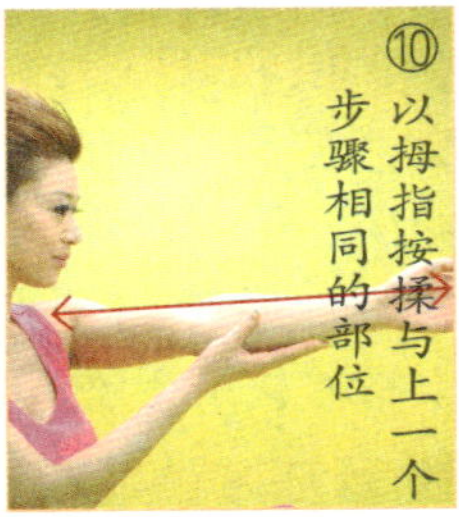
⑩以拇指按揉与上一个步骤相同的部位

## 手太阳小肠经养生操

### 按摩手法

❶ 以4根手指按揉经脉（图⑪）。虚证者：从手的小指，经手腕、手肘、肩膀的外侧，到颈的根部，以4根手指自下而上按揉。实证者：从颈的根部，经肩膀、手肘、手腕的外侧，到手的小指，以4根手指自上而下按揉。

❷ 以拇指按揉经脉（图⑫）。虚证者：在与上一个步骤相同的部位以拇指自下而上按揉。实证者：在与上一个步骤相同的部位从腋下以拇指自上而下按揉。

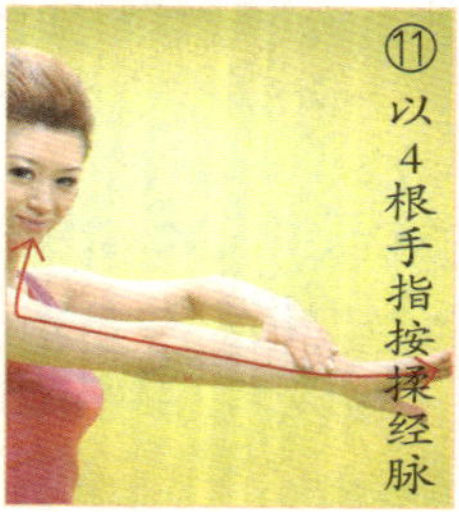
⑪以4根手指按揉经脉

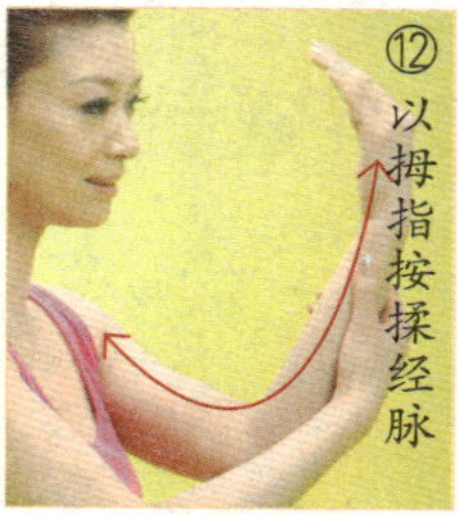
⑫以拇指按揉经脉

## 足太阳膀胱经养生操

### 按摩手法

❶ 按揉腿部的经脉（图⑬）。虚证者：从大腿根部后侧，经过大腿、膝盖、小腿肚的后侧，朝向脚踝的后外侧，以4根手指自上而下按揉，两手交互进行。实证者：从脚踝的内侧，经由小腿肚、膝盖、大腿的内侧，朝向大腿根部内侧，以4根手指自下而上按揉，两手交互进行。

❷ 按揉背部的经脉（图⑭）。虚证者：对着脊骨的两侧，以拇指从背部高处朝向臀部进行按揉，两手同时进行。实证者：对着脊骨的两侧，以拇指从臀部朝向背部高处进行按揉，两手同时进行。

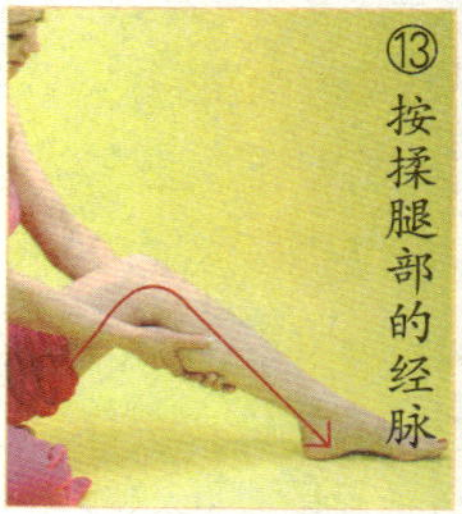
⑬按揉腿部的经脉

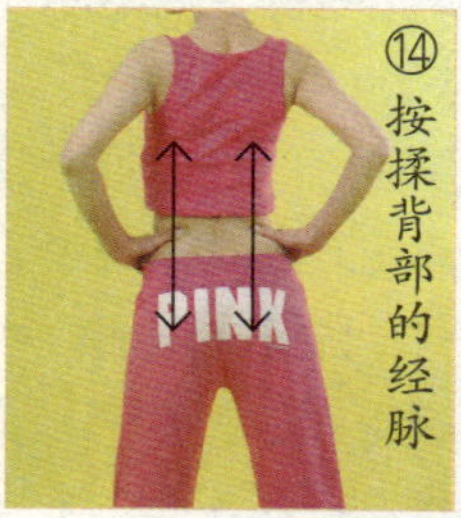

⑭按揉背部的经脉

## 足少阴肾经养生操

### 按摩手法

❶ 按揉腿部的经脉（图⑮）。虚证者：从脚踝的内侧，经膝盖的内侧，朝向大腿根部的内侧，以拇指向上按揉，两手交互进行。实证者：从大腿根部的内侧，朝向脚踝的内侧，以拇指向下按揉，两手交互进行。

❷ 按揉腹部的经脉（图⑯）。虚证者：对着肚脐的旁边，以4根手指从大腿根部朝向锁骨向上按揉。实证者：对着肚脐的旁边，以4根手指从锁骨朝向大腿根部向下按揉。

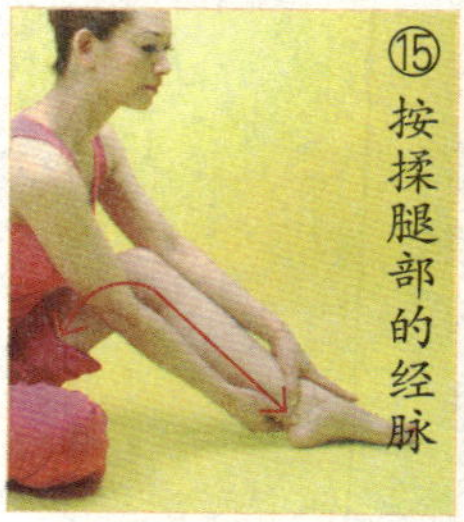
⑮按揉腿部的经脉

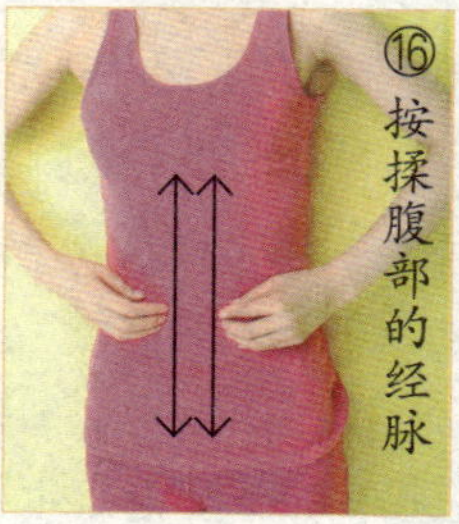
⑯按揉腹部的经脉

## 手厥阴心包经养生操

### 按摩手法

❶ 以4根手指按揉经脉（图⑰）。虚证者：从腋下，经手肘和手腕的内侧中央，朝向中指，以4根手指自上而下按揉。实证者：从手掌侧的中指，经手腕和手肘中央，朝向腋下，以4根手指自下而上按揉。

❷ 以拇指按揉与上一个步骤相同的部位（图⑱）。虚证者：在与上一个步骤相同的部位以拇指自上而下按揉。实证者：在与上一个步骤相同的部位以拇指自下而上按揉。

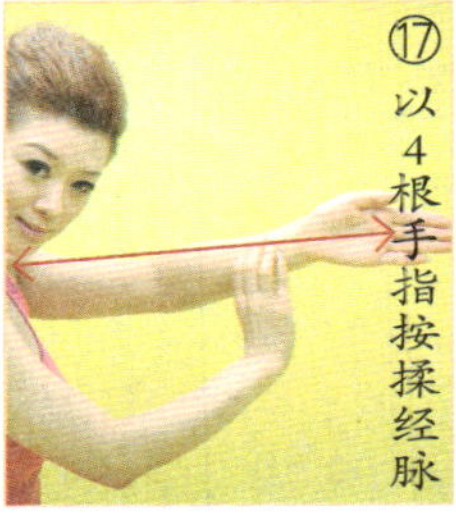


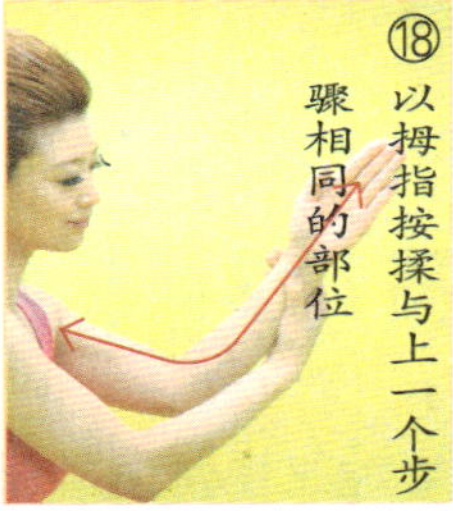


## 手少阳三焦经养生操

### 按摩手法

❶ 以4根手指按揉经脉（图⑲）。虚证者：从手背侧的无名指，经手腕中央和手肘外侧，朝向肩膀，以4根手指自下而上按揉。实证者：从肩膀，经手肘外侧和手腕中央，朝向无名指，以4根手指自上而下按揉。

❷ 以拇指按揉与上一个步骤相同的部位（图⑳）。虚证者：在与上一个步骤相同的部位以拇指自下而上按揉。实证者：在与上一个步骤相同的部位以拇指自上而下按揉。

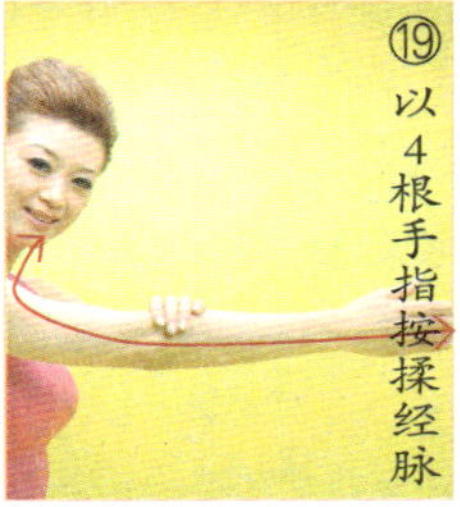


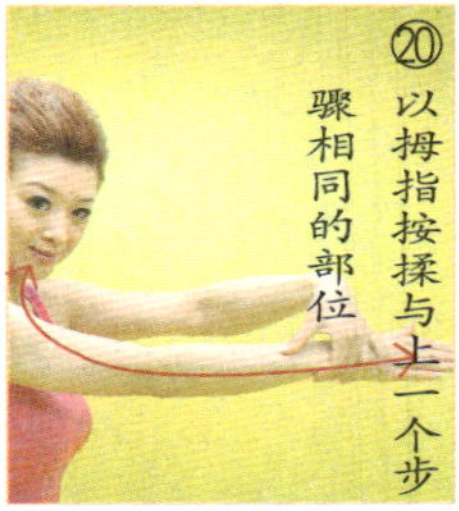


## 足少阳胆经养生操

### 按摩手法

❶ 按揉侧面的经脉（图㉑）。虚证者：从锁骨经侧腹，朝向大腿，以手掌自上而下按揉，两手交互进行。实证者：从大腿经侧腹，朝向锁骨，以手掌自下而上按揉，两手交互进行。

❷ 按揉腿部的经脉（图㉒）。虚证者：从大腿根部，经大腿及小腿肚的外侧、脚踝，朝向小趾，以拇指自上而下按揉，两手交互进行。实证者：从小趾，经脚踝、小腿肚及大腿的外侧，朝向大腿根部，以拇指自下而上按揉，两手交互进行。

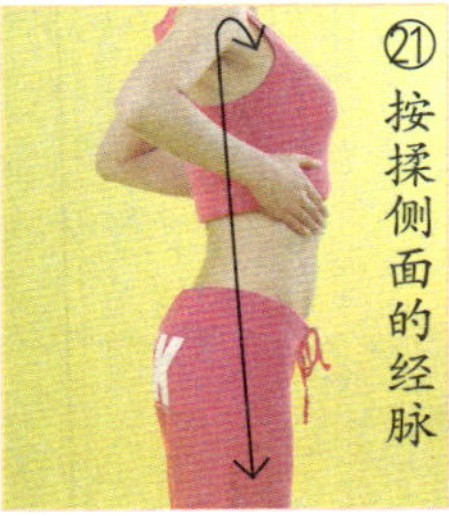


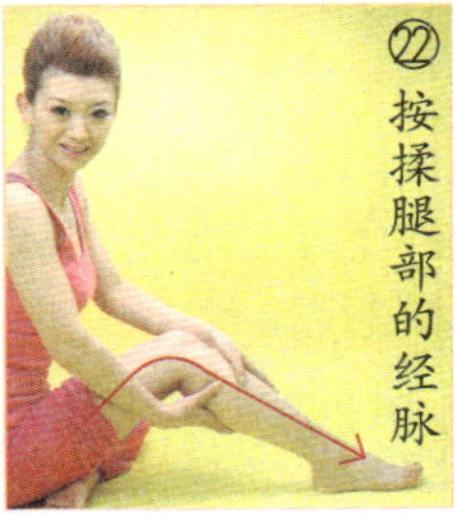

## 足厥阴肝经养生操

### 按摩手法

❶ 按揉腿部的经脉（图㉓）。虚证者：从大趾，经脚踝、小腿肚、膝盖、大腿的内侧，朝向大腿根部的内侧，以拇指自下而上按揉，两手交互进行。实证者：从大腿根部的内侧，经过大腿、膝盖、小腿肚、脚踝的内侧，朝向大趾，以拇指自上而下按揉，两手交互进行。

❷ 按揉腹部的经脉（图㉔）。虚证者：从大腿根部，朝向肋骨下方，边描绘曲线边以4根手指向上按揉，两手同时进行。实证者：从肋骨下方，朝向大腿根部，边描绘曲线边以4根手指向下按揉，两手同时进行。

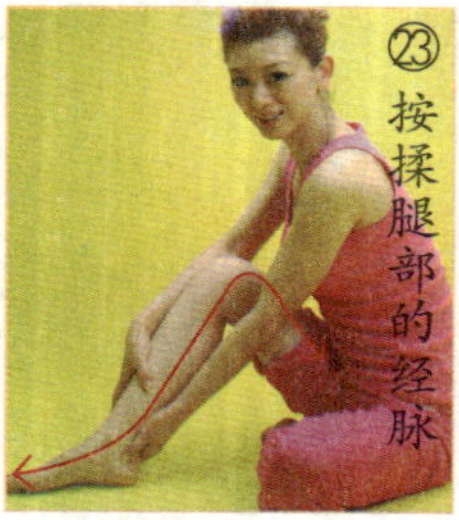
㉓ 按揉腿部的经脉

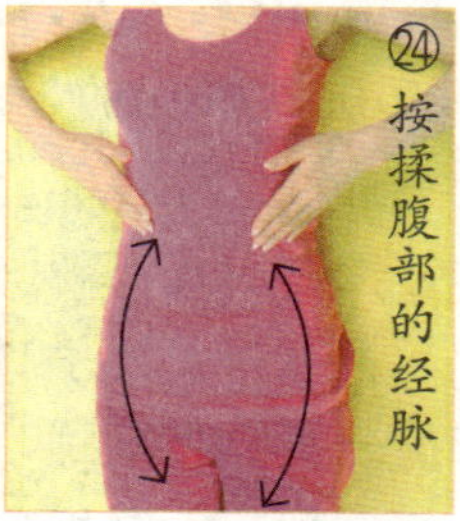
㉔ 按揉腹部的经脉

## 任脉养生操

任脉是纵向行走于体前的经脉，和手足的阴经几次交叉，统括全身的阴经。

### 按摩手法

❶ 以手掌向上按揉（图㉕）。从下腹部朝向胸口，以手掌向上按揉身体的中心部分。手横放，两手交互按揉。

❷ 以4根手指向上按揉（图㉖）。从胸口朝向喉咙，手纵放，两手有节奏地按揉。

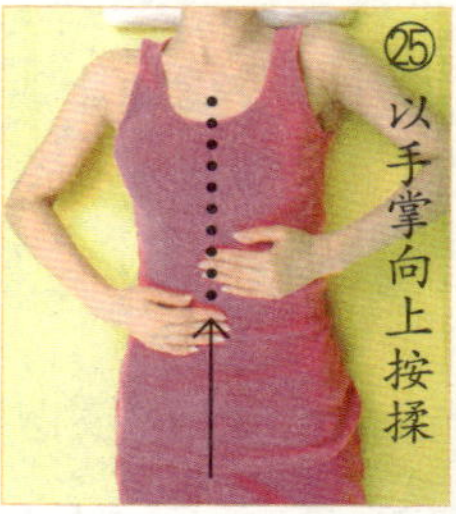
㉕ 以手掌向上按揉

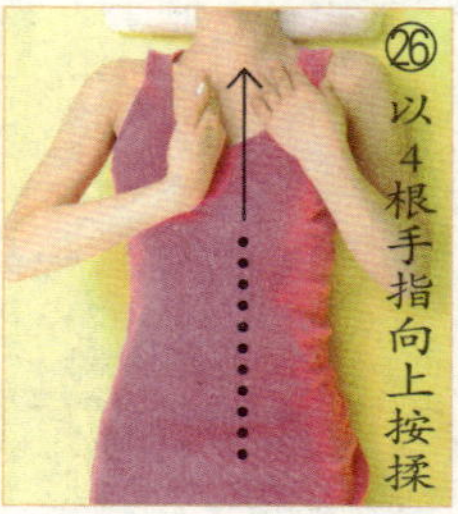
㉖ 以4根手指向上按揉

## 督脉养生操

督脉是纵向行走于人体背部的经脉，和手足的阳经有密切的关系，统括全身的阳经。

### 按摩手法

❶ 按揉背部（图㉗）。从臀部朝向背部尽可能高的位置（到手可够到的位置，如果手够不到就从上面开始按揉），以4根手指向上按揉脊骨的上面。两手交互轻轻按揉。

❷ 以4根手指按压头部（图㉘）。以4根手指从头后部朝向头的顶点、额头进行按压。

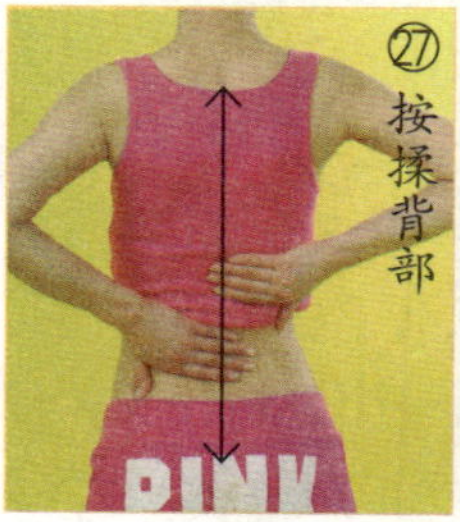

㉗ 按揉背部

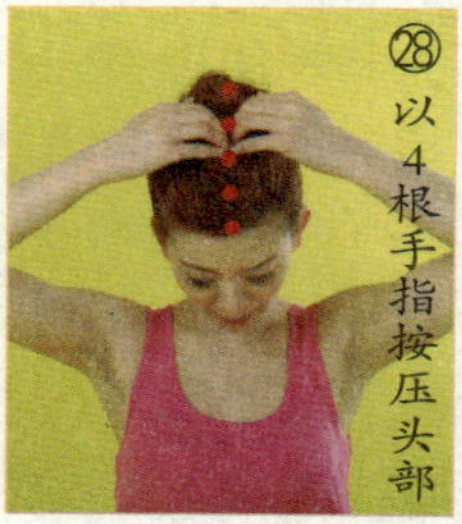
㉘ 以4根手指按压头部